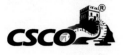

中国临床肿瘤学会（**CSCO**）
黑色素瘤诊疗指南

GUIDELINES OF CHINESE SOCIETY OF CLINICAL ONCOLOGY (CSCO)
MELANOMA

U0252991

2017.V1

中国临床肿瘤学会指南工作委员会　组织编写

人民卫生出版社

图书在版编目（CIP）数据

中国临床肿瘤学会（CSCO）黑色素瘤诊疗指南.2017.V1/中国临床肿瘤学会指南工作委员会组织编写.—北京：人民卫生出版社;2017

ISBN 978-7-117-24378-0

Ⅰ.①中⋯　Ⅱ.①中⋯　Ⅲ.①黑色素瘤-诊疗-指南　Ⅳ.①R739.5-62

中国版本图书馆 CIP 数据核字(2017)第 057876 号

| 人卫智网 | www.ipmph.com | 医学教育、学术、考试、健康,购书智慧智能综合服务平台 |
| 人卫官网 | www.pmph.com | 人卫官方资讯发布平台 |

中国临床肿瘤学会 （CSCO） 黑色素瘤诊疗指南　2017.V1

组织编写：中国临床肿瘤学会指南工作委员会
出版发行：人民卫生出版社（中继线 010-59780011）
地　　址：北京市朝阳区潘家园南里 19 号
邮　　编：100021
E - mail：pmph @ pmph.com
购书热线：010-59787592　010-59787584　010-65264830
印　　刷：北京盛通印刷股份有限公司

经　　销：新华书店
开　　本：787×1092　1/32　印张：4
字　　数：81 千字
版　　次：2017 年 4 月第 1 版　2017 年 7 月第 1 版第 3 次印刷
标准书号：ISBN 978-7-117-24378-0/R·24379
定　　价：36.00 元

打击盗版举报电话：010-59787491　E-mail：WQ @ pmph.com
（凡属印装质量问题请与本社市场营销中心联系退换）

中国临床肿瘤学会指南工作委员会

组长
吴一龙

副组长 （以姓氏汉语拼音为序）
程 颖　赫 捷　李 进　梁 军　马 军　秦叔逵　王绿化　徐瑞华

中国临床肿瘤学会 （CSCO） 黑色素瘤诊疗指南

2017.V1

编写组组长　郭　军　北京大学肿瘤医院
编写组副组长　秦叔逵　解放军第八一医院　全军肿瘤中心
　　　　　　　梁　军　北京大学国际医院
　　　　　　　林桐榆　中山大学肿瘤防治中心
执　笔　人　斯　璐　北京大学肿瘤医院
编写组成员（以姓氏汉语拼音为序）
　　　　　　　陈晓红　首都医科大学附属北京同仁医院
　　　　　　　迟志宏　北京大学肿瘤医院
　　　　　　　崔传亮　北京大学肿瘤医院
　　　　　　　杜　楠　解放军总医院第一附属（304）医院
　　　　　　　范　云　浙江省肿瘤医院
　　　　　　　顾康生　安徽医科大学第一附属医院

李峻岭　中国医学科学院肿瘤医院

李永恒　北京大学肿瘤医院

梁后杰　第三军医大学附属第一医院（西南医院）

刘基巍　大连医科大学附属第一医院

卢　漫　四川省肿瘤医院

陆爱萍　北京大学肿瘤医院

牛晓辉　北京积水潭医院（北京大学第四临床医学院）

潘宏铭　浙江大学医学院附属邵逸夫医院

任国欣　上海交通大学医学院附属第九人民医院

任秀宝　天津医科大学附属肿瘤医院

束永前　江苏省人民医院（南京医科大学第一附属医院）

宋　鑫　云南省肿瘤医院

陶　敏　苏州大学附属第一医院

王宝成　济南军区总医院

魏文斌　首都医科大学附属北京同仁医院

吴　荻　吉林大学第一医院

吴令英　中国医学科学院肿瘤医院

顼晓琳　首都医科大学附属北京同仁医院

姚　煜　西安交通大学附属第一医院

张军一　南方医科大学南方医院

张晓实　中山大学肿瘤防治中心

张沂平　浙江省肿瘤医院

朱蕙燕　复旦大学附属肿瘤医院

　　基于循证医学证据和精准医学基本原则制定中国常见癌症的诊断和治疗指南，是中国临床肿瘤学会（CSCO）的基本任务之一。 近年来，国际上指南的制定出现了一个新的趋向，即基于资源可及性的指南，这尤其适合发展中国家和地区差异性显著的国家。 中国是一个幅员辽阔但地区发展不平衡的发展中国家，CSCO 指南必须兼顾到地区发展不平衡、药物和治疗措施的可及性以及肿瘤治疗的价值三个方面。 因此，CSCO 指南形成了这样的特点，每一个临床问题的诊治指南，分为基本策略和可选策略两部分。 基本策略属于可及性好的普适性诊治措施，肿瘤治疗价值相对稳定；可选策略多属于在国际或国内已有高级别证据，但可及性差或效价比超出国人承受能力的药物或治疗措施，如机器人手术。 对于一些欧美已批准上市但我国尚不可及的药物，指南专门列出作为临床医生参考。 CSCO 指南工作委员会相信，基于资源可及性的指南，是目前最适合我国国情的指南，我们期待大家的反馈并将持续改进，保持 CSCO 指南的时效性。

中国临床肿瘤学会指南工作委员会

一 影像和分期诊断

影像和分期诊断

目的	基本策略	可选策略
筛查	全面的皮肤检查	
诊断	可疑病灶活检	
影像分期	区域淋巴结超声 胸部 X 线或 CT 腹盆部超声、增强 CT 或 MRI 全身骨扫描 头颅增强 CT 或增强 MRI[1]	全身 PET- CT[2]
获取组织技术	切除活检	前哨淋巴结活检

上述证据级别全部为 2A 类证据

注释

对于临床初步判断无远处转移的黑色素瘤患者，活检一般建议完整切除，不建议穿刺活检或局部切除，部分切取活检不利于组织学诊断和厚度测量，增加了误诊和错误分期风险。如病灶面积过大或已有远处转移需要确诊的，可行局部切取活检。

前哨淋巴结活检是病理分期评估区域淋巴结是否转移的手段。肿瘤厚度 >1mm 推荐行前哨淋巴结活检。通常不推荐对原发肿瘤厚度 ≤0.75mm 的患者行前哨淋巴结活检，传统的危险因素例如溃疡、高有丝分裂率及淋巴血管侵犯在这些患者前哨淋巴结活检中的指导意义有限。这些危险因素一旦出现，是否行前哨淋巴结活检需考虑患者的个人意愿。病灶厚度为 0.76~1mm 的可结合临床考虑行前哨淋巴结活检[3-6]。

如临床怀疑区域淋巴结转移，建议首选淋巴结超声，淋巴结转移的超声表现特征：淋巴结呈类圆形，髓质消失，边缘型血流[7]。

参考文献

1. Xing Y, Bronstein Y, Ross MI, et al. Contemporary diagnostic imaging modalities for the staging and surveillance of melanoma patients：a meta-analysis. J Natl Cancer Inst, 2011, 103 (2)：129-142.
2. Clark PB, Soo V, Kraas J, et al. Futility of fluorodeoxy F-18 positron emission tomography in initial evaluation of patients with T2 to T4 melanoma. Arch Surg, 2006, 141 (3)：284-288.
3. Testori A, Mozziuo N. Surgical techniques of melanoma and sentinel node biopsy. Semin Oncol, 2002, 29 (4)：325-328.
4. Mocellin S, Hoon DS, Pilati P, et al. Sentinel lymph node molecular ultrastaging in patients with melanoma：a systematic review and meta-analysis of prognosis. J Clin Oncol, 2007, 25 (12)：

1588-1595.

5. Donald L. M, Thompson JF, Alistair JC, et al. Sentinel-node biopsy or nodal observation in melanoma. New Engl Journal Med, 2006, 355: 1307-1317.

6. Morton DL, Thompson JF, Cochran AJ, et al. Final trial report of sentinel-node biopsy versus nodal observation in melanoma. N Engl J Med, 2014, 370: 599-609.

7. Voit C, Van Akkooi AC, Schafer-Heserberg G, et al. Ultrasound morphology criteria predict metastatic disease of the sentinel nodes in patients with melanoma. J Clin Oncol, 2010, 28 (5): 847-852.

二 病理学诊断和分子分型

病理学诊断和分子分型

目的	基本策略	可选策略
病理学诊断	Breslow 厚度，是否溃疡，有丝分裂率，Clark 分级，切缘，有无微卫星灶，相关免疫组化检测	有无脉管浸润，是否垂直生长期（VGP），肿瘤浸润淋巴细胞（TIL），慢性日光晒伤小体，退行性变，分子检测
分子分型		推荐进行 *BRAF* 、*CKIT* 和*NRAS* 基因突变检测

上述证据级别全部为 2A 类证据

注释

1. 送检标本处理：标本需完整送检，手术外科医生做好标记切缘，10% 甲醛溶液固定标本达 6~48h。

2. 专家组建议病理报告中必须包括的内容为肿瘤厚度、是否溃疡和有丝分裂率，这三个指标与 T 分期直接相关，也是判断预后的 3 个最重要的特征[1-4]。

3. 有丝分裂率（mitotic rate，MR）是肿瘤增殖的指标，记为每平方毫米的有丝分裂细胞数。最新的 AJCC 分期指南建议运用"热点"技术推算有丝分裂率[4,5]。Barnhill 等比较了 MR 与溃疡作为局限期黑色素瘤预后的重要性，对 MR 和溃疡、肿瘤厚度进行多因素分析，发现 MR（<1、1~6、>6）是最重要的独立预后因素。另外还有很多研究也证实了 MR 是皮肤黑色素瘤的重要预后因子[6-9]。MR≥1 的患者疾病特异生存期（DSS 较差）是预后的独立不良因素，在浸润厚度≤1mm 的患者中尤为显著。在该组患者中，MR 可以代替 Clark 分级，以区分ⅠA 期和ⅠB 期[10,11]。

4. 对切缘阳性的，需描述范围（如是原位还是浸润性）；切缘阴性的，美国病理学家协会（CAP）指南要求以毫米为单位报告显微镜下测量的肿瘤与切缘的横向或纵向距离。

5. 微卫星灶指直径大于 0.05mm，距离原发灶至少 0.3mm 的真皮网状层、脂膜或脉管中的瘤巢，与区域淋巴结转移相关性高。初次活检或扩大切除标本中出现局部微卫星灶分期归为 N2c（ⅢB 期）；出现微卫星灶的患者需要做前哨淋巴结活检，若前哨淋巴结阳性，则分期为 N3（ⅢC 期）[12,13]。

6. 建议所有患者治疗前都做基因检测，目前成熟的靶点是 BRAF、CKIT 和 NRAS，与预后、分子分型和晚期治疗有关。黑色素瘤依基因变异可分为 4 种基本类型：①肢端型；②黏膜型；③慢性日光损伤型（CSD）；④非慢性日光损伤型（non-CSD，包括原发病灶不明型）。其中日光损伤型主要包括头颈部和四肢黑色素瘤，日光暴露较多，高倍镜下可观察到慢性日光晒伤小体。肢端型和黏膜型发生 KIT 基因变异较多，其次为 BRAF 突变；非慢性日光损伤型，如躯干黑色素瘤，大部分发生 BRAF 基因 V600E 突变（60%）或 NRAS 突变（20%）[14-17]。我国 502 例原发黑色素瘤标本 KIT 基因检测结果显示总体突变率为 10.8%，基因扩增率为 7.4%；其中肢端型、黏膜型、慢性日光损伤型、非慢性日光损伤型和原发灶不明型分别为 11.9% 和 7.3%，9.6% 和 10.2%，20.7% 和 3.4%，8.1% 和 3.2% 及 7.8% 和 5.9%。我国 468 例原发黑色素瘤标本 *BRAF* 突变率为 25.9%，肢端和黏膜黑色素瘤的突变率分别为 17.9% 和 12.5%，其中 15 号外显子的 *V600E* 是最常见的突变位点（87.3%）。多因素分析显示 *KIT* 基因和 *BRAF* 基因突变均是黑色素瘤的独立预后因素，危险系数分别为 1.989（95% CI 1.263～3.131）和 1.536（95% CI 1.110～2.124），*P* 分别为 0.003 和 0.01[18,19]。

参考文献

1. Balch CM，Gershenwald JE，Soong SJ，et al. Final version of 2009 AJCC melanoma staging and classification. J Clin Oncol，2009，27（36）：6199-6206.

2. Thompson JF，Soong SJ，Balch CM，et al. Prognostic significance of mitotic rate in localized primary cutaneous melanoma：an analysis of patients in the multi-institutional American Joint Committee on Cancer melanoma staging database. J Clin Oncol，2011，29（16）：2199-2205.

3. Balch CM，Gershenwald JE，Soong SJ，et al. Multivariate analysis of prognostic factors among 2313 patients with stage Ⅲ melanoma：comparison of nodal micrometastases versus macrometastases. J Clin Oncol，2010，28（14）：2452-2459.

4. Edge SB, Carducci M, Byrd DR. AJCC Cancer Staging Manual. 7th ed. New York: Springer-Verlag New York, LLC, 2009.

5. Piris A, Mihm MC, Duncan LM. AJCC melanoma staging update: impact on dermatopathology practice and patient management. J Cutan Pathol, 2011, 38 (5): 394-400.

6. Azzola MF, Shaw HM, Thompson JF, et al. Tumor mitotic rate is a more powerful prognostic indicator than ulceration in patients with primary cutaneous melanoma: an analysis of 3661 patients from a single center. Cancer, 2003, 97 (6): 1488-1498.

7. Francken AB, Shaw HM, Thompson JF, et al. The prognostic importance of tumor mitotic rate confirmed in 1317 patients with primary cutaneous melanoma and long follow-up. Ann Surg Oncol, 2004, 11 (4): 426-433.

8. Gimotty PA, Elder DE, Fraker DL, et al. Identification of high-risk patients among those diagnosed with thin cutaneous melanomas. J Clin Oncol, 2007, 25 (9): 1129-1134.

9. Thompson JF, Soong SJ, Balch CM, et al. Prognostic significance of mitotic rate in localized primary cutaneous melanoma: an analysis of patients in the multi-institutional American Joint Committee on Cancer melanoma staging database. J Clin Oncol, 2011, 29 (16): 2199-2205.

10. Paek SC, Griffith KA, Johnson TM, et al. The impact of factors beyond Breslow depth on predicting

    sentinel lymph node positivity in melanoma. Cancer, 2007, 109 (1): 100-108.

11. Sondak VK, Taylor JM, Sabel MS, et al. Mitotic rate and younger age are predictors of sentinel lymph node positivity: lessons learned from the generation of a probabilistic model. Ann Surg Oncol, 2004, 11 (3): 247-258.

12. College of American Pathologists. Protocol for the examination of specimens from patients with melanoma of the skin. 2013.

13. Harrist TJ, Rigel DS, Day CL Jr, et al. "Microscopic satellites" are more highly associated with regional lymph node metastases than is primary melanoma thickness. Cancer, 1984, 53 (10): 2183-2187.

14. Cancer Genome Atlas Network. Genomic Classification of Cutaneous Melanoma. Cancer Genome Atlas Network. Cell, 2015, 161 (7): 1681-1696.

15. High WA, Robinson WA. Genetic mutations involved in melanoma: a summary of our current understanding. Adv Dermatol, 2007, 23: 61-79.

16. Curtin JA, Busam K, Pinkel D, et al. Somatic activation of KIT in distinct subtypes of melanoma. J Clin Oncol, 2006, 24 (26): 4340-4346.

17. Curtin JA, Fridlyand J, Kageshita T, et al. Distinct sets of genetic alterations in melanoma. N Engl J

Med, 2005, 353 (20): 2135-2147.

18. Kong Y, Si L, Zhu Y, et al. Large-scale analysis of KIT aberrations in Chinese patients with Melanoma. Clin Cancer Res, 2011, 17 (7): 1684-1691.

19. Si L, Kong Y, Xu X, et al. Prevalence of BRAF V600E mutation in Chinese melanoma patients: large scale analysis of BRAF and NRAS mutations in a 432-case cohort. Eur J Cancer, 2012, 48 (1): 94-100.

三 基于原发部位、分期和分子分型的综合治疗（皮肤来源）

(一）0 期、ⅠA、ⅠB 期恶性黑色素瘤的治疗

分期	分层	基本策略	推荐切缘 1	辅助治疗基本策略	可选策略
0 期	原位癌	原发灶手术	0.5~1cm	无须辅助治疗	—
ⅠA 期	厚度≤0.75mm	原发灶手术	1cm（1 类证据）	无须辅助治疗	—
ⅠA 期	0.75mm<厚度<1mm，且合并危险因素	原发灶手术 ±前哨淋巴结活检	1cm（1 类证据）	无须辅助治疗	—
ⅠB 期	T1b	原发灶手术 +前哨淋巴结活检	1cm（1 类证据）	观察	临床试验
ⅠB 期	T2a	原发灶手术 +前哨淋巴结活检	1~2cm（1 类证据）	观察	临床试验

注释

1. 外科切缘是指外科医生进行手术时测量到的临床切缘，而不是病理医生测量的大体或病理切缘。可根据患者具体的原发病灶解剖结构和功能对切缘进行调整。参看附表 6 手术切缘[1-6]。通常需要根据活检病理报告的厚度来决定进一步扩大切除的切缘。对于活检病理未能报告明确深度或病灶巨大的患者，可考虑直接扩切 2cm。

2. 原位癌：对于面积较大的原位癌，如雀斑痣样黑色素瘤，可能需要大于 0.5cm 的切缘才能保证完整切除。对于部分切缘阳性无法手术的患者，可行咪喹莫特外敷或局部放疗（2 类证据）。

3. 外科手术标准：皮肤恶性黑色素瘤的切除要求完整切除皮肤以及深达肌筋膜的皮下组织。通常无须切除筋膜，但对浸润较深的原发灶（＞4mm）可考虑切除筋膜[7]。

4. 危险因素：包括溃疡、高有丝分裂率及淋巴血管侵犯等[8-9]。

5. 厚度＞1mm 的患者可考虑进行前哨淋巴结活检，可于完整切除的同时进行亦可分次进行。鉴于我国皮肤黑色素瘤的溃疡比例发生率高达 60% 以上[10]，且伴有溃疡发生的皮肤黑色素瘤预后较差，故当活检技术或病理检测技术受限从而无法获得可靠的浸润深度时，合并溃疡的患者均推荐前哨淋巴结活检。前哨淋巴结活检有助于准确获得 N 分期，提高患者的无复发生存率，但对总生存期无影响[11]。如果发现前哨淋巴结阳性，一般应及时进行淋巴结清扫。前哨淋巴结内低肿瘤负荷（前哨淋巴结的转移灶直径＜0.1mm）的患者无须接受扩大淋巴结清扫[12]。

参考文献

1. Cascinelli N. Margin of resection in the management of primary melanoma. Semin Surg Oncol, 1998, 14 (4): 272-275.

2. Cohn-Cedermark G, Rutqvist LE, Andersson R, et al. Long term results of a randomized study by the Swedish Melanoma Study Group on 2-cm versus 5-cm resection margins for patients with cutaneous melanoma with a tumor thickness of 0. 8-2. 0mm. Cancer, 2000, 89 (7): 1495-1501.

3. Khayat D, Rixe O, Martin G, et al. Surgical margins in cutaneous melanoma (2 cm versus 5 cm for lesions measuring less than 2. 1-mm thick). Cancer, 2003, 97 (8): 1941-1946.

4. Balch CM, Soong SJ, Smith T, et al. Long-term results of a prospective surgical trial comparing 2 cm vs. 4 cm excision margins for 740 patients with 1-4 mm melanomas. Ann Surg Oncol, 2001, 8 (2): 101-108.

5. Thomas JM, Newton-Bishop J, A' Hern R, et al. Excision margins in high-risk malignant melanoma. N Engl J Med, 2004, 350 (8): 757-766.

6. Gillgren P, Drzewiecki KT, Niin M, et al. 2-cm versus 4-cm surgical excision margins for primary cutaneous melanoma thicker than 2 mm: a randomised, multicentre trial. Lancet, 2011, 378 (9803): 1635-1642.

基于原发部位、分期和分子分型的综合治疗（皮肤来源）

7. Kimbrough CW, McMasters KM, Davis EG. Principles of surgical treatment of malignant melanoma. Surg Clin North Am, 2014, 94 (5): 973-988, vii.

8. Mitteldorf C, Bertsch HP, Jung K, et al. Sentinel Node Biopsy Improves Prognostic Stratification in Patients with Thin (pT1) Melanomas and an Additional Risk Factor. Ann Surg Oncol, 2014, 21 (7): 2252-2258.

9. Wong SL, Brady MS, Busam KJ, et al. Results of sentinel lymph node biopsy in patients with thin melanoma. Ann Surg Oncol, 2006, 13 (3): 302-309.

10. Chi Z, Li S, Sheng X, et al. Clinical presentation, histology, and prognoses of malignant melanoma in ethnic Chinese: A study of 522 consecutive cases. BMC Cancer, 2011, 11: 85.

11. Morton DL, Thompson JF, Cochran AJ, et al. Final trial report of sentinel-node biopsy versus nodal observation in melanoma. N Engl J Med, 2014, 370 (7): 599-609.

12. Van der Ploeg AP, Van Akkooi AC, Rutkowski P, et al. Prognosis in patients with sentinel node-positive melanoma is accurately defined by the combined Rotterdam tumor load and Dewar topography criteria. J Clin Oncol, 2011, 29 (16): 2206-2214.

（二） ⅡA、ⅡB 期恶性黑色素瘤的治疗

分期	分层	基本策略	推荐切缘	辅助治疗基本策略	辅助治疗可选策略
ⅡA 期	T2b	原发灶手术 + 前哨淋巴结活检	1 ~ 2cm（1 类证据）	观察	临床试验
ⅡA 期	T3a	原发灶手术 + 前哨淋巴结活检	2cm（1 类证据）	观察	临床试验
ⅡB、ⅡC 期		原发灶手术 + 前哨淋巴结活检	2cm（1 类证据）	高剂量干扰素 α-2b ×1 年	临床试验

注释

对于ⅡB ~ Ⅲ期的高危黑色素瘤，推荐大剂量干扰素辅助治疗。多项临床研究证实大剂量干扰素 α-2b 能延长患者的无复发生存期，但对总生存的影响尚不明确[1-3]。meta 分析亦证实上述观点[4]。关于干扰素的最优剂量和给药时间一直在探讨中[5-11]。针对我国患者，推荐采用改良的干扰素剂量 1500 万 IU/m²，d1-5 ×4w + 900 万 IU，tiw ×48w 治疗 1 年[10]，亦可遵循 NCCN 指南推荐的标准剂量（2000 万 IU/m²，d1-5 ×4w，1000 万 IU/m²，tiw ×48w。对于高龄、有合并症或无法耐受的患者，亦可选用 1 个月大剂量干扰素代替 1 年干扰素[5]。

参考文献

1. Kirkwood JM, Strawderman MH, Ernstoff MS, Smith TJ, Borden EC, Blum RH. Interferon alfa-2b adjuvant therapy of high-risk resected cutaneous melanoma: the Eastern Cooperative Oncology Group Trial EST 1684. J Clin Oncol, 1996, 14 (1): 7-17.

2. Kirkwood JM, Ibrahim JG, Sondak VK, et al. High-and low-dose interferon alfa-2b in high-risk melanoma: first analysis of intergroup trial E1690/S9111/C9190. J Clin Oncol, 2000, 18 (12): 2444-2458.

3. Kimbrough CW, McMasters KM, Davis EG. High-dose interferon alfa-2b significantly prolongs relapse-free and overall survival compared with the GM2-KLH/QS-21 vaccine in patients with resected stage ⅡB-Ⅲ melanoma: results of intergroup trial E1694/S9512/C509801. Surg Clin North Am, 2014, 94 (5): 973-988, vii.

4. Mocellin S, Pasquali S, Rossi CR, et al. Interferon alpha adjuvant therapy in patients with high-risk melanoma: a systematic review and meta-analysis. J Natl Cancer Inst, 2010, 102 (7): 493-501.

5. Pectasides D, Dafni U, Bafaloukos D, et al. Randomized phase Ⅲ study of 1 month versus 1 year of adjuvant high-dose interferon alfa-2b in patients with resected high-risk melanoma. J Clin Oncol, 2009, 20; 27 (6): 939-944.

6. Cascinelli N, Bufalino R, Morabito A, et al. Results of adjuvant interferon study in WHO melanoma

programme. Lancet, 1994, 343: 913-914.

7. Hauschild A, Weichenthal M, rass K, et al. efficacy of lowdose interferon {alpha} 2a 18 versus 60 months of treatment inpatients with primary melanoma of ≥1. 5mm tumor thickness: results of a randomized phase Ⅲ DecoG trial. J Clin Oncol, 2010, 28: 841-846.

8. Eggermont AM, Suciu S, MacKier, et al. Post-surgery adjuvant therapy with intermediate doses of interferon alfa 2b versusobservation in patients with stage Ⅱb/Ⅲ melanoma (eortc18952): randomised controlled trial. Lancet, 2005, 366: 1189-1196.

9. Eggermont AM, Suciu S, Santinami M, et al. Adjuvant therapy with pegylated interferon alfa-2b versus observation alone inresected stage Ⅲ melanoma: final results of eortc 18991, a randomised phase Ⅲ trial. Lancet, 2008, 372: 117-126.

10. Mao L, Si L, Chi Z, et al. A randomised phase Ⅱ trial of 1 month versus 1 year of adjuvant high-dose interferon α-2b in high risk acral melanoma patients. Eur J Cancer, 2011, 47 (10): 1498-1503.

11. Agarwala SS, Lee SJ, Yip W, et al. Phase Ⅲ Randomized Study of 4 Weeks of High-Dose Interferon-α-2b in Stage T2bNO, T3a-bNO, T4a-bNO, and T1-4N1a-2a (microscopic) Melanoma: A Trial of the Eastern Cooperative Oncology Group-American College of Radiology Imaging Network Cancer Research Group (E1697). J Clin Oncol, 2017, 35 (8): 885-892.

（三） ⅢA、ⅢB、ⅢC 期恶性黑色素瘤的治疗

分期	分层	基本策略	辅助治疗基本策略	辅助治疗可选策略
ⅢA 期		原发灶手术 + 区域淋巴结清扫	高剂量干扰素 α-2b ×1 年	临床试验 长效干扰素 5 年（2B） 或 ipilimumab 1 年
ⅢB、ⅢC 期	淋巴结转移	原发灶手术 + 区域淋巴结清扫	高剂量干扰素 α-2b ×1 年	临床试验 长效干扰素 5 年（2B） ±淋巴结辅助放疗 或 ipilimumab 1 年
ⅢB、ⅢC 期	可切除的移行转移或卫星灶	原发灶手术 + 移行转移/卫星灶切除	高剂量干扰素 α-2b ×1 年	临床试验 或长效干扰素 5 年（2B） 或 ipilimumab 1 年

分期	分层	基本策略	辅助治疗 基本策略	辅助治疗 可选策略
ⅢB、ⅢC期	无法切除的移行转移		全身治疗	临床试验 瘤体内药物注射 放疗 ILI 或 ILP
ⅢB、ⅢC期	无法切除的淋巴结转移		全身治疗	临床试验 瘤体内药物注射

注释

1. 淋巴结清扫原则[1]

   1）区域淋巴结须充分清扫。

   2）受累淋巴结基部须完全切除。

   3）通常来说，切除并检出的淋巴结个数如下：腹股沟≥10个，腋窝≥15个，颈部≥15个。

   4）在腹股沟区，如临床发现浅淋巴结或转移淋巴结数≥3个，选择性行髂窝和闭孔区淋巴结清扫。

   5）如果盆腔影像学检查提示有盆腔淋巴结转移，或术中 Cloquet（股管）淋巴结活检病理阳性，需行髂窝和闭孔区淋巴结清扫。

6）头颈部皮肤原发的患者，如超声怀疑有区域淋巴转移，推荐引流区颈部淋巴结清扫。

如受客观条件所限仅行转移淋巴结切除，需采用淋巴结超声或 CT、MRI 严密监测淋巴结复发情况。

2. 淋巴结辅助放疗原则[2-4]（2B 类证据）

1）LDH < 1.5 倍正常值上限和

2）淋巴结转移情况

a）淋巴结结外侵犯。

b）腮腺受累淋巴结 ≥1 个，无论大小。

c）颈部受累淋巴结 ≥2 个，和（或）受累淋巴结大小 ≥3cm。

d）腋窝受累淋巴结 ≥2 个，和（或）受累淋巴结大小 ≥4cm。

e）腹股沟受累淋巴结 ≥3 个，和（或）受累淋巴结大小 ≥4cm。

需同时满足第 1）条和第 2）条中的任意一条。辅助放疗可提高局部控制力，但未能改善无复发生存时间或总生存时间，可能增加不良反应（水肿、皮肤、皮下组织纤维化、疼痛等）。仅推荐用于以控制局部复发为首要目的的患者，或在无法进行全身性辅助治疗的患者中作为备选。目前缺乏中国循证医学证据。

3. 2015 年美国 FDA 批准 ipilimumab 用于 III 期黑色素瘤术后的辅助治疗，国内尚未上市，且缺乏与干扰素的直接对照[5]。

4. 移行转移（in-transit metastasis）指原发病灶（周围直径 2cm 以外）与区域淋巴结之间，通过淋巴管转移的皮肤、皮下或软组织转移结节。

5. 卫星灶（satellite）指在原发病灶周围直径2cm内发生的转移结节。

6. 隔离热灌注疗法（ILP）和隔离热输注化疗（ILI）（2A类证据）主要用于肢体移行转移的治疗。ILI是一种无氧合、低流量输注化疗药物的局部治疗手段，通过介入动静脉插管来建立化疗通路输注美法仑（马法兰）。有研究称，Ⅲ期MM有效率约80%，CR率达31%~63%[6-8]。

7. 瘤体内药物注射：其作用机制为局部消融肿瘤和诱导全身抗肿瘤免疫，目前可选用的药物包括干扰素、白介素、BCG（2B类证据）。T-VEC为HSV-1衍生的溶瘤免疫治疗药物，已被美国FDA批准用于治疗黑色素瘤，并可诱导远处部位肿瘤细胞死亡[9]。另一种瘤体内注射的药物PV-10，尚在临床试验中[10]。

8. 全身治疗参见Ⅳ期。

参考文献

1. Kimbrough CW, McMasters KM, Davis EG. Principles of surgical treatment of malignant melanoma. Surg Clin North Am, 2014, 94（5）：973-988, vii.

2. Burmeister BH, Henderson MA, Ainslie J, et al. Adjuvant radiotherapy versus observation alone for patients at risk of lymph-node field relapse after therapeutic lymphadenectomy for melanoma：a randomised trial. Lancet Oncol, 2012, 13（6）：589-597.

3. Henderson MA, Burmeister BH, Ainslie J, et al. Adjuvant lymph-node field radiotherapy versus obser-

vation only in patients with melanoma at high risk of further lymph- node field relapse after lymphadenecto-my (ANZMTG 01. 02/TROG 02. 01): 6- year follow- up of a phase

4. Randomised controlled trial. Lancet Oncol, 2015, 16 (9): 1049-1060.

5. Eggermont AM, Chiarion-Sileni V, Grob JJ, et al. Adjuvant ipilimumab versus placebo after complete resection of high- risk stage Ⅲ melanoma (EORTC 18071): a randomised, double- blind, phase 3 trial. Lancet Oncol, 2015, 16 (5): 522-530.

6. Thompson JF, Hunt JA, Shannon KF, et al. Frequency and duration of remission after isolated limb perfusion for melanoma. Arch Surg, 1998, 132 (8): 903-907.

7. Beasley GM, Caudle A, Petersen RP, et al. A multi- institutional experience of solated limb infusion: defining response and toxicity in the US. J Am Coll Surg, 2009, 208 (5): 706-715; discussion 715-717.

8. Boesch CE, Meyer T, Waschke L, et al. Long- term outcome of hyperthermic isolated limb perfusion (HILP) in the treatment of locoregionally metastasized malignant melanoma of the extremities. Int J Hyperthermia, 2010, 26 (1): 16-20.

9. Andtbacka RH, Kaufman HL, Collichio F, et al. Talimogene Laherparepvec Improves durable response rate in patients with advanced melanoma. J Clin Oocol, 2015, 33 (25): 2780-2788.

10. Thompson JF, Agarwala SS, Smithers BM, et al. Phase 2 study of intralesional PV-10 in refractory metastatic melanoma. Ann Surg Oncol, 2015, 22 (7): 2135-2142.

基于原发部位、分期和分子分型的综合治疗（皮肤来源）

（四） 可完全切除的Ⅳ期恶性黑色素瘤的治疗

分期	基本策略	辅助治疗基本策略	辅助治疗可选策略
Ⅳ期（单个转移病灶或多个转移病灶可完全切除）	原发灶切除＋转移灶完整切除	大剂量干扰素或观察	临床试验

注释

1. 转移灶切除应符合 R0 切除的原则[1-2]。如有残余病灶，则应按不可切除的Ⅳ期对待。
2. 缺乏有效的辅助治疗证据。

参考文献

1. Kimbrough CW, McMasters KM, Davis EG. Principles of surgical treatment of malignant melanoma. Surg Clin North Am, 2014, 94 (5): 973-988, vii.
2. Wei IH, Healy MA, Wong SL. Surgical treatment options for stage Ⅳ melanoma. Surg Clin North Am, 2014, 94 (5): 1075-1089, ix.

基于原发部位、分期和分子分型的综合治疗（皮肤来源）

(五) 不可手术切除的IV期黑色素瘤的治疗

皮肤播散性 (不可手术切除) IV期黑色素瘤患者的治疗原则

(1) 存在脑转移患者的治疗

分期	分层	基本策略	可选策略
存在脑转移的播散性（不可切除）IV期患者	PS 0 ~ 2	对脑转移灶进行放疗[a] 立体定向和（或）全脑放疗 之后按照无脑转移的基本策略处理	姑息性切除 ± 辅助放疗[a] 之后按照无脑转移的基本策略处理
	PS 3 ~ 4	最佳支持/姑息治疗	

[a] 见黑色素瘤放疗原则

注释

1. 脑转移灶的治疗：对于存在脑转移的患者，应优先处理中枢神经系统（CNS）的病灶，以延迟或防止出现瘤内出血、癫痫或神经相关功能障碍。黑色素瘤脑转移的治疗应基于症状、脑转移灶的数目和部位来综合考虑。立体定向放疗（SRS）[1-5] 和（或）全脑放疗（WBRT）[6-8] 均可作为一线治疗或术后辅助治疗应用于临床。与 WBRT 相比，SRS 可能具有更好的长期安全性，能更早地使 CNS 病灶达到稳定，因此能使患者更早地接受全身系统性抗肿瘤治疗或参加临床研究。对于携带 *BRAF* 突变、同时存在颅外和颅内转移的患者，初始治疗有时采用 BRAF 或 BRAF + MEK 抑制剂，必要时联合放疗（作为巩固治疗）。在针对颅内病灶的治疗结束后，针对颅外病灶的处理同不伴有颅内转移的患者。ipilimumab 可能能够长期地控制颅外转移灶。

若患者同时存在颅内和颅外病灶，可在对 CNS 病灶进行处理期间或之后予除大剂量 IL-2（在既往未经治疗的脑转移中有效率低，并可能加重病灶周围的水肿）以外的全身系统性抗肿瘤治疗。由于联合或序贯应用放疗和系统性抗肿瘤治疗（尤其是 BRAF 靶向治疗）可能增加治疗相关毒性，因此务必谨慎考虑。

2. 晚期黑色素瘤的放疗原则[9-15]：对于脑转移灶而言，立体定向放疗可作为一线治疗或辅助治疗。全脑放疗可作为一线治疗，也可考虑作为辅助治疗（3 类推荐），但作为辅助治疗时疗效不确切，需结合患者个体情况综合选择。

对于其他有症状或即将出现症状的软组织转移灶和（或）骨转移灶而言，可选择放疗，具体剂量和分次没有统一规定。

基于原发部位、分期和分子分型的综合治疗（皮肤来源）

参考文献

1. Liew DN, Kano H, Kondziolka D, et al. Outcome predictors of Gamma knife surgery for melanoma brain metastases. Clinical article. J Neurosurg, 2011, 114: 769-779.

2. Frakes JM, Figura ND, Ahmed KA, et al. Potential role for LINAC-based stereotactic radiosurgery for the treatment of 5 or more radioresistant melanoma brain metastases. J Neurosurg, 2015, 123 (5): 1261-1267.

3. Selek U, Chang EL, Hassenbusch SJ, et al. Stereotactic radiosurgical treatment in 103 patients for 153 cerebral melanoma metastases. Int J Radiat Oncol Biol Phys, 2014, 59: 1097-1106.

4. Bernard ME, Wegner RE, Reineman K, et al. Linear accelerator based stereotactic radiosurgery for melanoma brain metastases. J Cancer Res Ther, 2012, 8: 215-221.

5. Rades D, Sehmisch L, Huttenlocher S, et al. Radiosurgery alone for 1-3 newly-diagnosed brain metastases from melanoma: impact of dose on treatment outcomes. Anticancer Res, 2014, 34: 5079-5082.

6. Atkins MB, Sosman JA, Agarwala S, et al. Temozolomide, thalidomide, and whole brain radiation

therapy for patients with brain metastasis from metastatic melanoma: a phase Ⅱ cytokine working group study. Cancer, 2008, 113: 2139-2145.

7. Fogarty G, Morton RL, Vardy J, et al. Whole brain radiotherapy after local treatment of brain metastases in melanoma patients- a randomized phase Ⅲ trial. BMC Cancer, 2011, 11: 142.

8. Chang EL, Wefel JS, Hess KR, et al. Neurocognition in patients with brain metastases treated with radiosurgery or radiosurgery plus whole-brain irradiation: a randomized controlled trial. Lancet Oncol, 2009, 10: 1037-1044.

9. Huguenin PU, Kieser S, Glanzmann C, et al. Radiotherapy for metastatic carcinomas of the kidney or melanomas: an analysis using palliative end points. Int J Radiat Oncol Biol Phys, 1998, 41: 401-405.

10. Oliver KR, Schild SE, Morris CG, et al. A higher radiotherapy dose is associated with more durable palliation and longer survival in patients with metastatic melanoma. Cancer, 2007, 110: 1791-1795.

11. Overgaard J, von der Maase H, Overgaard M. A randomized study comparing two high-dose per fraction radiation schedules in recurrent or metastatic malignant melanoma. Int J Radiat Oncol Biol Phys, 1985, 11: 1837-1839.

12. Sause WT, Cooper JS, Rush S, et al. Fraction size in external beam radiation therapy in the treatment of melanoma. Int J Radiat Oncol Bio Phys, 1991, 20: 429-432.

13. Anker CJ, Ribas A, Grossmann AH, et al. Severe liver and skin toxicity after radiation and vemurafenib in metastatic melanoma. J Clin Oncol, 2013, 31: e283-287.

14. Peuvrel L, Ruellan AL, Thillays F, et al. Severe radiotherapy-induced extracutaneous toxicity under vemurafenib. Eur J Dermatol, 2013, 23: 879-881.

15. Jahanshahi P, Nasr N, Unger K, et al. Malignant melanoma and radiotherapy: past myths, excellent local control in 146 studied lesions at Georgetown University, and improving future management. Front Oncol, 2012, 2: 167.

（2）无脑转移患者的治疗

1）携带*BRAF V600* 突变患者的治疗原则

分期	分层	基本策略	可选策略
播散性（不可切除）Ⅳ 期*BRAF V600* 突变患者的一线治疗		细胞毒化疗 ± 抗血管靶向治疗 　达卡巴嗪/替莫唑胺单药或联合治疗（2B）[a] 　紫杉类 ± 铂类 ± 贝伐珠单抗（2B）[b] 　福莫司汀（2B） MAPK 通路抑制剂 　BRAF 抑制剂单药 　　vemurafenib（Ⅰ类）	临床研究 其他 MAPK 通路抑制剂[c] 　BRAF 抑制剂单药 　　dabrafenib（Ⅰ类） 　BRAF + MEK 抑制剂 　　dabrafenib + trametinib（Ⅰ类） 　　vemurafenib + cobimetinib（Ⅰ类） 免疫治疗[c] 　抗 PD-1 单抗 　　pembrolizumab（Ⅰ类） 　　nivolumab（Ⅰ类） 　抗 PD-1 + 抗 CTLA-4 单抗联合 　　nivolumab + ipilimumab 对有症状或即将出现症状的软组织转移灶或骨转移灶可考虑联合局部放疗[d] 一般状况较差的患者可考虑采用最佳支持治疗

携带 *BRAF V600* 突变患者的治疗原则（续表）

分期	分层	基本策略	可选策略
播散性（不可切除）Ⅳ 期 *BRAF V600* 突变患者的二线治疗		与一线不同类的细胞毒化疗 一线采用细胞毒化疗 ± 抗血管靶向治疗或免疫治疗者，可换用 MAPK 通路抑制剂 一线采用细胞毒化疗 ± 抗血管靶向治疗或 MAPK 通路抑制剂治疗者，可换用免疫治疗	鼓励患者参加临床研究 对有症状或即将出现症状的软组织转移灶或骨转移灶可考虑联合局部放疗[d] 一般状况较差的患者可考虑采用最佳支持治疗

[a] 达卡巴嗪单药方案：DTIC $250mg/m^2$，d1~5，q4w；替莫唑胺单药方案：TMZ $200mg/m^2$，d1~5，q4w；达卡巴嗪 + 顺铂 + 恩度方案：DTIC $250mg/m^2$，d1~5，DDP 40mg，d1~3，恩度 $7.5mg/m^2$，d1~14，q4w。

替莫唑胺 + 顺铂 + 恩度方案：TMZ $200mg/m^2$，d1~5，DDP 40mg d，d1~3，恩度 $7.5mg/m^2$，d1~14，q4w。

[b] 紫杉醇 + 卡铂 + 贝伐珠单抗方案：紫杉醇 $175mg/m^2$，d1，卡铂 AUC = 5，贝伐 5mg/kg，d1，d15，q4w；白蛋白结合型紫杉醇 + 卡铂 + 贝伐珠单抗方案：白蛋白结合型紫杉醇 $260mg/m^2$，d1，卡铂 AUC = 5，贝伐 5mg/kg，d1，d15，q4w。

[c] 国内尚未上市，供参考，均有Ⅲ期临床研究结果支持。

[d] 见黑色素瘤放疗原则

注释

转移性黑色素瘤预后差，据统计，M1a 期中位生存期为 15 个月，M1b 期为 8 个月，骨转移为 6 个月，肝、脑转移为 4 个月，总体中位生存时间为 7.5 个月，2 年生存率为 15%，5 年生存率约 5%[1]。不能手术切除的Ⅲ期或转移性黑色素瘤一般建议内科治疗为主的全身治疗或者推荐参加临床试验。全身治疗选择包括 PD-1 单抗、CTLA-4 单抗、BRAFV600 抑制剂、CKIT 抑制剂、MEK 抑制剂、大剂量 IL-2 和化疗等。近年来，晚期黑色素瘤的治疗取得了突破性进展，个体化靶向治疗和免疫靶向治疗是目前的治疗热点方向，在我国现阶段化疗药物仍然是重要的治疗手段。

对于存在 *BRAF V600* 突变的患者而言，系统性抗肿瘤治疗的选择如下：

1. 细胞毒化疗

达卡巴嗪（dacarbazine，DTIC）

自 1972 年以来，达卡巴嗪一直是经 FDA 批准用于进展期黑色素瘤治疗唯一的化疗药物。达卡巴嗪是一种烷化剂，通过连接 DNA 的特殊部位，抑制细胞分裂，进而导致细胞死亡。达卡巴嗪是药物前体，在肝脏内转换为活性复合物 5-(3-methyl-1-triazeno) imidazole-4-carboxamide（MTIC）。其给药方式是静脉给药。自 1992 年起，多项随机临床试验[2-7]将达卡巴嗪作为对照组，超过 1000 名患者接受了达卡巴嗪的治疗，总体有效率 13.4%，完全缓解罕见（≤5%），中位生存时间为 5.6~11 个月。常用方案包括：200~250mg/m^2，d1~5，每 3 周重复，或者 800~1000mg/m^2，d1，每 3 周重复。

替莫唑胺（temozolomide，TMZ）

是一种达卡巴嗪类似物的小分子口服制剂，在体内亦转换为 MTIC，与达卡巴嗪不同的是，替莫唑胺不需经肝脏代谢。替莫唑胺可穿透血-脑脊液屏障，在脑脊液中的浓度是血浆中浓度的28%~30%。对于尸检脑转移率超过50%的黑色素瘤来说，这一特点尤为宝贵。替莫唑胺首先被批准用于高级别恶性胶质瘤，但对黑色素瘤也具有疗效。欧洲一项大型Ⅲ期临床研究在晚期初治黑色素瘤患者中对照了替莫唑胺 [250mg/ ($m^2 \cdot d$)，连用 5d，每 4 周重复] 和达卡巴嗪 [200mg/ ($m^2 \cdot d$)，连用 5 天，每 3 周重复]，该研究共入组 305 例晚期初治黑色素瘤患者，结果显示前者有效率较高（分别为 12.2% 与 9.4%，$P = 0.43$），PFS 也超过后者（分别为 1.74 个月和 1.38 个月，$P = 0.002$），而总生存两者相当（分别为 7.7 个月与 6.4 个月，$P = 0.2$）。该研究虽未达到预期设想，但表明 TMZ 的疗效至少与 DTIC 相当。最常见的不良反应为恶心（52%）、呕吐（34%）、疼痛（34%）、便秘（30%）、头痛（22%）及乏力（20%）。大多数不良反应为轻到中度，可控制。两组均有 9% 的患者发生血小板下降，3/4 度血小板下降见于 7% 的替莫唑胺组患者和 8% 的达卡巴嗪组患者。替莫唑胺组中 3% 的患者因骨髓抑制中断治疗，而达卡巴嗪组中的比例是 5%。替莫唑胺组患者的生活质量更佳。入组 859 例的Ⅲ期临床研究 E18032 试验[8]发现，改变 TMZ 服用方法后（150mg/m^2，d1~7，q2w）与 DTIC（1000mg/m^2，q21d）比较，前者有效率明显提高（分别为 14.5% 和 9.8%，$P = 0.05$），但 PFS 和 OS 无显著性差异。由于 TMZ 能透过血-脑脊液屏障，有多项临床试验评价了 TMZ 治疗脑转移的作用。2007 年发表的一项研究[9]共入组 179 例初治的晚期患者，其中 52 例脑转移患者，发现如果 TMZ 全身治疗有效，脑部病灶中位进展时间 7 个月（2~15 个月），脑转移中位生存时间 5.6 个月。因此，该试验表明 TMZ 对脑部病灶的控制作用持久有效，多数脑部小转移灶的患者可以延期放疗或不需要放疗。2006 年发表了一项 TMZ 一线治疗 117 例脑转移患者的Ⅱ期临床研究[10]，200mg/m² 连用 5d，28d 重复，口服 1 年或不能耐受，其中 25% 的患者转移灶超过 4 个，结果总有效率 7%（1 例 CR，7 例 PR），SD29%，中位生存时间 3.5 个月。还有多项关于 TMZ 联合治疗的研究，多集中于联合干扰和沙利度胺（反应停）等药物上[11]。值得一提的是，联合沙利度胺的多项临床试验因增加了血栓的机会而被提前终止。目前已停止使用替莫唑胺联合沙利度胺治疗黑色素瘤脑转移伴有血栓高危风险的患者。

铂类

铂类药物对黑色素瘤也具有一定的疗效。顺铂单药的有效率为 10%～20%，但有效持续时间短，约 3 个月。通常认为剂量低于 80mg/m² 会降低有效率，但剂量≥150mg/m² 并不能提高有效率。常见毒性包括肾脏毒性、耳毒性、神经毒性、呕吐以及骨髓毒性。有 3 项Ⅱ期临床研究[12-14]探讨了卡铂在转移性黑色素瘤中的疗效，结果显示有效率与顺铂相似。卡铂的主要毒性为骨髓抑制，剂量限制性毒性为血小板下降。

紫杉类

紫杉类复合物包括紫杉醇，以红豆杉属植物为主要原料提取的一种双萜类化合物，以及多西紫杉醇，从欧洲紫杉树针叶中提取合成的复合物。紫杉醇是新型抗微管药物，通过促进微管蛋白聚合抑制解聚，保持微管蛋白稳定，抑制细胞有丝分裂。多个Ⅰ/Ⅱ期临床研究探索了紫杉类在治疗晚期黑色素瘤中的作用[15-20]。结果显示紫杉醇单药有效率在 12%～30%。常用方案包括：

$175mg/m^2$，每 3 周重复，或是 $90mg/m^2$，每周给药。常见的毒性包括中性粒细胞下降、神经毒性、乏力等。

白蛋白结合型紫杉醇（nab-paclitaxel）

是一种纳米微粒大小的抗肿瘤复合物。采用可溶型人白蛋白包被活性药物，并携带药物进入肿瘤细胞，肿瘤细胞会分泌一种 SPARC 蛋白汲取细胞间质中的蛋白质。白蛋白结合紫杉醇纳米微粒通过 SPARC 蛋白吸附在肿瘤细胞上，并最终进入肿瘤细胞，释放出细胞毒药物，杀死肿瘤细胞。这样不但避免了传统紫杉醇以聚氧乙烯蓖麻油为溶剂带来的在使用及安全性方面的问题，还改善了紫杉醇在体内的分布，增强了药物对肿瘤组织独特的靶向性和穿透性作用，使药物高度浓集于肿瘤组织内，减少了其在血液中的存留，因而白蛋白紫杉醇的疗效更好、对正常组织影响更小。白蛋白紫杉醇的标准用法为 $260mg/m^2$，每 3 周重复；优化方案为 $100 \sim 150mg/m^2$，每周给药一次。一项Ⅲ期随机多中心临床试验[21]评估了白蛋白紫杉醇（ABRAXANE）对照化疗药物达卡巴嗪在初治的Ⅳ期转移性黑色素瘤患者中的安全性和有效性。529 例患者随机接受 ABRAXANE（$150mg/m^2$，每周 1 次，连用 3 周，每 4 周重复）（264 例）或达卡巴嗪（$1000mg/m^2$，每 3 周用药 1 次）（265 例）。结果显示，初治的转移性黑色素瘤患者，白蛋白紫杉醇明显提高了中位 PFS（4.8 个月 vs 2.5 个月，HR 0.792；95% CI 0.631 ~ 0.992；$P = 0.044$），但总生存时间没有显著性差异（12.8 个月 vs 10.7 个月，$P = 0.09$）。在白蛋白紫杉醇组中发生率≥10% 的毒性包括神经毒性（25% vs 0）和中性粒细胞下降（20% vs 10%）。白蛋白紫杉醇组神经病变改善的中位时间是 28d。

亚硝基脲类

具有 β-氯乙基亚硝基脲的结构，具有广谱的抗肿瘤活性。该类药物具有较强的亲脂性，易通过血-脑脊液屏障进入脑脊液中，因此广泛用于脑瘤和其他中枢神经系统肿瘤的治疗，其主要的副作用为迟发性和累积性的骨髓抑制。其中应用最多的是福莫司汀，它在欧洲被批准用于转移性黑色素瘤的治疗，多个临床研究显示其有效率约为22%。此外，脂溶性的福莫司汀还被证实对25%的脑转移灶有效。在一项福莫司汀（每周 $100mg/m^2$，共3周）对照达卡巴嗪（每天 $250mg/m^2 \times 5d$，每4周重复）的Ⅲ期临床研究中[4]，229例晚期患者入组，福莫司汀组的有效率为 15.2%，而达卡巴嗪组为 6.8%（$P = 0.053$）。福莫司汀组的中位脑转移控制时间为 22.7 个月，而达卡巴嗪组仅为 7.2 个月。毒性主要包括延迟的骨髓抑制以及胃肠道毒性。

2. MAPK 通路抑制剂

对于携带 *BRAF* 活化突变（包括 *V600E*、*V600K*、*V600R*、*V600D* 等）的转移性黑色素瘤患者而言，一线治疗的选择包括针对 BRAF 的靶向治疗，主要包括 BRAF + MEK 抑制剂联合治疗（dabrafenib + trametinib 或 vemurafenib + cobimetinib)[22,23] 和 BRAF 抑制剂单药治疗（vemurafenib[24] 或 dabrafenib[25]）。以上方案均为Ⅰ类推荐。

白种人中约一半的转移性黑色素瘤具有细胞内 *BRAF* 基因突变[26]。vemurafenib 是一种特定的 *BRAF* 基因突变抑制剂[27]。一项Ⅲ期随机临床试验将 675 例未经治疗的，伴有 *BRAF V600E* 基因突变的转移性黑色素瘤患者随机分为两组，比较 vemurafenib 与达卡巴嗪的治疗效果[28]。试验证实 vemurafenib 较达卡巴嗪可延长总生存期（OS）及无进展生存期（PFS）（死亡风险比 = 0.37；死亡或

进展风险比 =0.26；P <0.001）。两组的半年存活率分别为 84% 及 64%。皮肤并发症是 vemurafenib 最常见的不良反应，其中 18% 的患者发展为皮肤鳞状细胞癌或角化棘皮瘤，需要手术切除；另外 12% 的患者发生 2~3 级的皮肤光敏反应。关节疼痛是最常见的非皮肤不良反应（21%）。基于这项研究，2011 年 8 月 FDA 批准 vemurafenib 可用于治疗 *BRAF V600E* 基因突变的转移性或不可切除的黑色素瘤。另据一项由 132 例非初治患者参与的临床试验报道，vemurafenib 有 53% 的总反应率和 15.9 个月的中位生存期[29]。26% 的患者继发皮肤损害。

继 vemurafenib 后，又有一种 BRAF 抑制剂 dabrafenib 被 FDA 所批准。一项Ⅲ期临床研究[30]比较了 dabrafenib 与达卡巴嗪在 *BRAF V600E* 突变患者中的作用。共入组 250 例Ⅳ期或不可切除的Ⅲ期患者，主要终点为无进展生存期。结果显示 dabrafenib 组的 PFS 时间为 5.1 个月，而对照组达卡巴嗪组为 2.7 个月（HR 0.3；95% CI 0.18~0.51；P <0.001）。在接受 dabrafenib 治疗的患者中，2 级以上（含 2 级）的副反应发生率为 53%，3~4 级副反应不常见。最常见的不良反应为皮肤不良反应、发热、乏力、关节痛和头痛。相比 vemurafenib，dabrafenib 相关的皮肤鳞状细胞癌或角化棘皮瘤较为罕见。发热往往更为常见（11%）。在对 172 名 *BRAF* 突变的伴随脑转移的黑色素瘤患者的治疗中[31]，脑转移治疗反应率在初治患者中为 39%，非初治患者中为 31%。

在 MAPK 信号传导通路中，MEK1 及 MEK2 位于 *BRAF* 基因下游。trametinib 是一种口服的 MEK1 及 MEK2 抑制剂。一项Ⅲ期随机临床试验将 322 名具有 *BRAF V600E/K* 基因突变转移性黑色素瘤患者随机分为两组，比较 trametinib 与化疗的治疗效果[32]。相比于化疗组，trametinib 组的无进展生存期（4.8 个月 vs 1.5 个月；HR 0.45；95% CI 0.33~0.63；P <0.001）及 6 个月总生存

（81% vs 67%；HR 0.54；95% CI 0.32～0.92；$P < 0.01$）均有显著提高。最常见的不良反应为皮肤不良反应、腹泻和周围水肿。与 BRAF 抑制剂不同，继发皮肤损害在 trametinib 中不常见。在一项Ⅱ期临床试验中，trametinib 的客观缓解率较 BRAF 抑制剂低[33]。相比于 BRAF 抑制剂，trametinib 在初治患者中反应率较低（22% vs 48%～50%）[34-36]。

联合靶向治疗

尽管 BRAF V600E 抑制剂的初始反应率较高，但约半数使用单药 BRAF V600E 抑制剂的患者在6 个月内进展。一项Ⅲ期临床研究纳入了 247 例 *BRAF V600E* 基因突变的晚期患者，评价联合治疗（BRAF 抑制剂 + MEK 抑制剂）的安全性和疗效[37]。该研究随机分为两组：dabrafenib 单药与 dabrafenib 联合 trametinib。结果显示，联合用药组的反应率（76% vs 54%；$P = 0.03$）及无进展生存（9.4 个月 vs 5.8 个月；HR 0.39；95% CI 0.25～0.62；$P < 0.001$）明显提高。继发皮肤鳞状细胞癌的概率明显减低（7% vs 19%）。但发热比例增加（71% vs 26%）。2015 年 ASCO 会议报道了 vemurafenib 联合 MEK 抑制剂（cobimetinib）的 coBRIM 研究最新结果[38]，截至 2015 年 1 月，中位随访时间 14 个月，vemurafenib + 安慰剂组的 PFS 时间为 7.2 个月，联合治疗组的为 12.3 个月，联合治疗组显著降低进展风险。vemurafenib、dabrafenib 和 trametinib 在国内都未上市，但中国黑色素瘤中 *BRAF V600E* 变异率接近 26%[39]，虽然不如白种人约 50% 的变异率高，但对于我国黑色素瘤的治疗也有着十分重要的意义，故在本指南中也将这些药物作为 *BRAF V600E* 突变患者的 1 类证据推荐。

安全性

对于采用 BRAF 抑制剂治疗的患者，推荐常规于皮肤科进行相关检查以监测皮肤相关不良反应情况。尽管 dabrafenib 并不会导致明显的光毒性，但由于可能出现继发性皮肤反应，仍推荐定期到皮肤科就诊。接受 dabrafenib 治疗的患者中发热较为常见，一旦出现需暂时停药，并予对乙酰氨基酚和（或）NSAID 类药物退热治疗。在体温恢复正常后可考虑减量恢复 dabrafenib 或 dabrafenib + trametinib 治疗。

3. 免疫治疗

PD-1 单抗（pembrolizumab 和 nivolumab）

美国 FDA 批准 PD-1 单抗用于一线治疗。专家组认为 pembrolizumab 和 nivolumab 有着比 ipililumab 更高的反应率及更少的副作用，这两个药物应该被考虑用作一线治疗。在一项大型的 I 期临床试验中，pembrolizumab 的总反应率为 38%，其中位持续时间尚未达到[40]。ipilimumab 治疗进展后，使用 pembrolizuma 的总反应率为 38%，其中位持续时间尚未达到[41]。另一项针对 *BRAF* 野生型的初治患者的大型 III 期临床研究显示，nivolumab 的 1 年生存率（73% vs 42%）、中位无进展生存期（5.1 个月 vs 2.2 个月）及 ORR（40% vs 14%）较达卡巴嗪有着明显的提高[42]。pembrolizumab 和 nivolumab 均会导致免疫介导的毒副反应，虽 3~4 级的毒副反应较 ipilimumab 少，但仍需密切关注。常见的不良事件（发生概率 >20%）包括恶心、皮疹、瘙痒、咳嗽、腹泻、食欲下降、便秘和关节痛。当出现严重的免疫介导肺炎、结肠炎、肝炎、垂体炎、肾炎及甲状腺功能紊乱时，需考虑使用类固醇激素治疗。对于既往使用 ipilimumab 而导致垂体炎的患者，应先使用激素替代治疗后再开始 pembrolizumab 治疗。

CTLA-4 单抗（ipilimumab，ipi）

在对初治患者的Ⅲ期临床研究中，ipilimumab 单药及 ipilimumab 联合达卡巴嗪组的 OS 较对照组均有显著提高。在既往治疗过的患者中，ipilimumab 组的总生存为 10.1 个月，而对照组 gp100 疫苗仅为 6.5 个月（$P = 0.003$）[43]。在初治患者中，ipilimumab 组的总生存相比于对照组达卡巴嗪也有明显提高（11.2 个月 vs 9.1 个月，$P < 0.001$）[44]。值得注意的是，ipilimumab 会导致严重的免疫介导的毒副反应。使用过程中需格外注意，密切观察其毒副作用，ipilimumab 在国内尚未上市。

CTLA-4 单抗联合 PD-1 单抗

2015 美国 ASCO 会议上报道了一项 PD-1 单抗（nivolumab）联合 CTLA-4 单抗（ipilimumab）的临床研究结果。该项研究入组了 142 例晚期或无法切除的黑色素瘤患者，以 2∶1 的比例分别入组 Ipi 3mg/kg，q3w，×4 + Nivo 1mg/kg 后 Nivo 3mg/kg，每两周维持或 ipilimumab 3mg/kg，q3w，×4 + 安慰剂每 2 周维持，研究终点为 ORR，次要终点为 PFS。结果显示联合组的有效率为 60%，单药组仅为 11%，其中完全缓解率分别为 12% 和 0，PFS 分别为 8.9 个月和 4.7 个月（$P = 0.0012$）。亚组分析显示预后越差的患者从联合组中越更获益：LDH 升高患者和 M1c 期患者的有效率分别为 53% vs 0% 和 62% vs 25%，遗憾的是，联合组的 G3/4 副反应明显升高（51% vs 20%），除外内分泌疾病需要额外替代治疗后，其余 83% 均可通过泼尼松等免疫抑制剂好转。从 PD-L1 的表达与疗效关系来看，PD-L1 高表达的患者，联合组和单药组疗效相近；而低表达的患者，联合组疗效则远高于单药组。

给药

ipilimumab 已获得 FDA 批准用于不可切除或转移性黑色素瘤的治疗，用药剂量为 3mg/kg，每 3 周用药一次，共计 4 次[45]。FDA 推荐的三种包含 PD-1 单抗的治疗方案（nivolumab、pembrolizumab 和 nivolumab + ipilimumab 联合方案）的用药方式为在未出现疾病进展或毒性不可耐受的情况下，持续给药。由于缺乏长期应用 PD-1 单抗的相关数据，目前用药的最佳持续时间尚不清楚。目前在没有出现无法耐受毒性的情况下，一般会持续给药直至出现最佳疗效。最佳疗效目前没有标准定义，通常指在间隔至少 12 周的至少连续 2 次评效中未再出现肿瘤继续缩小。在达到最佳疗效后是否继续 PD-1 单抗的治疗目前仍存争议。临床实际操作中常在达到最佳疗效后继续 PD-1 治疗 12 周。下表为指南推荐的免疫检查点抑制剂用法用量。

免疫检查点抑制剂用法用量

治疗方案	推荐用法用量
ipilimumab	3 mg/kg, q3W × 4 次
nivolumab 单药	3mg/kg, q2W, 用满 2 年
nivolumab 联合方案（与 ipilimumab 联合）	1mg/kg, q3W ×4 次，之后 3mg/kg, q2W, 用满 2 年
pembrolizumab	2mg/kg, q3W, 用满 2 年

基于原发部位、分期和分子分型的综合治疗（皮肤来源）

安全性

免疫相关不良反应（irAE）的处理

irAE 的处理目前主要依据经验进行。

接受抗 CTLA-4 或抗 PD-1 药物治疗患者的用药相关不良反应发生率高，单药治疗的 3 ~ 4 级不良反应发生率在 20% 左右，接受 ipilimumab 单药或 nivolumab + ipilimumab 联合治疗的发生率在 50% 左右。因此对于拟接受上述治疗的患者而言，均需接受严格的筛选和针对不良反应的密切监控和处理，以保证用药的安全性。除此以外，对患者的年龄、合并症（如症状易和免疫相关不良反应相混淆的疾病）、合并用药（如免疫抑制剂）以及患者的一般情况均需加以综合考虑。患有自身免疫疾病的患者一般不推荐接受免疫检查点抑制剂治疗。

ipilimumab、nivolumab 和 pembrolizumab 导致的免疫相关不良反应的监控和处理详见药物说明书[46]。免疫检查点抑制剂相关 irAE 的监控和处理方法在包含 ipilimumab 的治疗方案和仅含抗 PD-1 单抗的治疗方案中有所不同。

（1）包含 ipilimumab 治疗方案：接受 ipilimumab 治疗的患者均需针对治疗相关潜在致死性 irAE 进行严密的监控[47]。除了对相关症状进行有针对性的问询以外，需对患者和护士进行宣教，并鼓励患者与医护人员进行密切交流，以及时识别免疫相关不良反应并对其进行有效处理。

对中重度 irAE 的推荐处理方案包括暂时或永久性停药以及全身给予皮质类固醇治疗。免疫检查点抑制剂最常见的 3 ~ 4 级 irAE 为腹泻，严重病例应采用大剂量皮质类固醇治疗。对于出现严重小肠结肠炎、经系统性皮质类固醇治疗无效（1 周以内）的患者而言，推荐予英夫利昔单抗 5mg/kg

治疗[48-54]。布地奈德不推荐用于小肠结肠炎的预防性治疗。英夫利昔单抗可用于其他类型的严重类固醇耐药性 irAE 的二线治疗。对大剂量皮质类固醇耐药的严重肝脏不良反应，由于英夫利昔单抗存在潜在肝毒性[55]，二线推荐应用霉酚酸酯治疗。接受免疫抑制剂（如泼尼松 + 霉酚酸酯）治疗的患者可能出现机会性感染，应考虑进行针对肺囊虫的预防性治疗。免疫相关性皮炎有时对局部皮质类固醇治疗敏感，对局部用药无效的患者可采用系统性皮质类固醇治疗（nivolumab）。推荐前往皮肤科或具有处理皮肤相关 irAE 经验的中心进行诊疗。

免疫相关内分泌不良反应在皮质类固醇逐渐减量之后也常需采用激素替代治疗[56-59]。临床医生需警惕垂体炎相关症状（常表现为轻微头痛或乏力）。

（2）抗 PD-1 单抗单药方案：AE 的监控和处理基本同包含 ipilimumab 的治疗方案。如前所述，PD-1 单抗单药治疗 3 ~ 4 级 AE 的发生率低于包含 ipilimumab 的治疗方案。既往应用 ipilimumab 导致出现垂体炎的患者在经适当的生理性内分泌替代治疗后，可采用抗 PD-1 单抗治疗。

4. 二线治疗选择

对于携带 *BRAF V600* 突变的患者，由于缺乏Ⅲ期临床研究的相关证据，一二线治疗究竟选择免疫检查点抑制剂序贯 BRAF 靶向治疗还是 BRAF 靶向治疗序贯免疫检查点抑制剂目前尚不清楚。目前正在进行相关临床研究以明确免疫治疗和靶向治疗的最佳用药顺序和（或）联合用药方案。鉴于免疫检查点抑制剂起效慢，对于存在症状或快速进展或一般情况迅速恶化的患者而言，优选 BRAF 靶向治疗。对于肿瘤负荷小、无症状的Ⅳ期患者而言，优选免疫检查点抑制剂。免疫检查点抑制剂和 BRAF 靶向治疗的不良反应及处理方式迥异，因此在选择治疗方案时应考虑到患者的一般情况、既往病史、合并用药、合并症以及依从性。

　　既往接受 BRAF 抑制剂后进展或达到最大治疗获益的患者基本不能从 BRAF 抑制剂 + MEK 抑制剂联合方案中获益。同样，在接受 BRAF + MEK 抑制剂联合方案治疗后进展或达到最大获益的患者，也基本不能从 BRAF 抑制剂单药或另一种 BRAF + MEK 抑制剂联合方案治疗中获益。对于免疫检查点抑制剂治疗后进展的患者（携带 *BRAF* 突变、BRAF 抑制剂治疗后进展）而言，二线之后的后续治疗的其他选择可考虑细胞毒化疗、MAPK 通路抑制剂靶向治疗。由于上述治疗选择的相关临床研究多在靶向和免疫治疗出现前进行，目前上述方案用于后续治疗中的获益情况尚不明确。

　　一般状况较差（PS 评分 3 ~ 4）的患者应采用最佳支持治疗。

参考文献

1. Garbe C, Eigentler TK, Keilholz U, et al. Systematic review of medical treatment in melanoma: current status and future prospects. Oncologist, 2011, 16: 5-24.

2. Falkson CI, Ibrahim J, Kirkwood JM, et al. Phase Ⅲ trial of dacarbazine versus dacarbazine with tamoxifen versus dacarbazine with interferon alfa-2b and tamoxifen in patients with metastatic malignant melanoma: an Eastern Cooperative Oncology Group study. J Clin Oncol, 1998, 16: 1743-1751.

3. Middleton M, Grob J, Aaronson N, et al. Randomized phase Ⅲ study of temozolomide versus dacarbazine in the treatment of patients with advanced metastatic malignant melanoma. J Clin Oncol, 2000, 18:

158-166.

4. Avril MF, Aamdal S, Grob JJ, et al. Fotemustine compared with dacarbazine in patients with dissemina- ted malignant melanoma: a phase Ⅲ study. J Clin Oncol, 2004, 22: 1118-1125.

5. Bedikian AY, Millward M, Pehamberger H, et al. Bcl-2 antisense (oblimersen sodium) plus dacarba- zine in patients with advanced melanoma: the Oblimersen Melanoma Study Group. J Clin Oncol, 2006, 24: 4738-4745.

6. Legha SS, Ring S, Eton O, et al. Development of a biochemotherapy regimen with concurrent administra- tion of cisplatin, vinblastine, dacarbazine, interferon alfa, and interleukin-2 for patients with metastatic melanoma. J Clin Oncol, 1993, 16 (5): 1752-1759.

7. Chapman PB, Einhorn LH, Meyers ML, et al. Phase Ⅲ multicenter randomized trial of the Dartmouth regimen versus dacarbazine in patients with metastatic melanoma. J Clin Oncol, 1999, 17 (9): 2745-2751.

8. Tentori L, Graziani G. Recent approaches to improve the antitumor efficacy of temozolomide. Curr Med Chem, 2009, 16 (2): 245-257.

9. Boogerd W, de Gast GC, Dalesio O. Temozolomide in advanced malignant melanoma with small brain me- tastases: can we withhold cranial irradiation? Cancer, 2007, 109 (2): 306-312.

10. Schadendorf D, Hauschild A, Ugurel S, et al. Dose-intensified bi-weekly temozolomide in patients with asymptomatic brain metastases from malignant melanoma: a phase Ⅱ DeCOG/ADO study. Ann Oncol,

2006, 17 (10): 1592-1597.

11. Krown SE, Niedzwiecki D, Hwu WJ, et al. Phase Ⅱ study of temozolomide and thalidomide in patients with metastatic melanoma in the brain: high rate of thromboembolic events (CALGB 500102). Cancer, 2006, 107 (8): 1883-1890.

12. Rao RD, Holtan SG, Ingle JN, et al. Combination of paclitaxel and carboplatin as second-line therapy for patients with metastatic melanoma. Cancer, 2006, 106 (2): 375-382.

13. Agarwala SS, Keilholz U, Hogg D, et al. Randomized phase Ⅲ study of paclitaxel plus carboplatin with or without sorafenib as second-line treatment in patients with advanced melanoma. J Clin Oncol, 2007, 25 (18_ suppl): 8510.

14. Hauschild A, Agarwala SS, Trefzer U, et al. Results of a phase Ⅲ, randomized, placebo-controlled study of sorafenib in combination with carboplatin and paclitaxel as second-line treatment in patients with unresectable stage Ⅲ or stage Ⅳ melanoma. J Clin Oncol, 2009, 27: 2823-2830.

15. Wiernik PH, Einzig AI. Taxol in malignant melanoma. J Natl Cancer Inst Monogr, 1993, 15: 185-187.

16. Wiernik PH, Schwartz EL, Einzig A, et al. Phase I trial of taxol given as a 24-hour infusion every 21 days: responses observed in metastatic melanoma. J Clin Oncol, 1987, 5: 1232-1239.

17. Legha SS, Ring S, Papadopoulos N, et al. A phase Ⅱ trial of taxol in metastatic melanoma. Cancer, 1990, 65: 2478-2481.

18. Einzig AI, Hochster H, Wiernik PH, et al. A phase II study of taxol in patients with malignant melanoma. Invest New Drugs, 1991, 9: 59-64.

19. Walker L, Schalch H, King DM, et al. Phase II trial of weekly paclitaxel in patients with advanced melanoma. Melanoma Res, 2005, 15: 453-459.

20. Bedikian AY, Plager C, Papadopoulos N, et al. Phase II evaluation of paclitaxel by short intravenous infusion in metastatic melanoma. Melanoma Res, 2004, 14: 63-66.

21. Hersh E, Del Vecchio M, Brown M, et al. Phase 3, randomized, open-label, multicenter trial of nab-paclitaxel (nab-P) versus dacarbazine (DTIC) in previously untreated patients with metastatic malignant melanoma (MMM). Pigment Cell Melanoma Res, 2012, 25 (6): 863.

22. Genentech, Inc. Prescribing information: COTELLIC (cobimetinib) tablets, for oral use. 2015.

23. GlaxoSmithKline. Prescribing information: MEKINIST (trametinib) tablets, for oral use. 2015.

24. Genentech, Inc. Prescribing information: ZELBORAF® (vemurafenib) tablet for oral use. 2015.

25. GlaxoSmithKline. Prescribing information: TAFINLAR (dabrafenib) capsules, for oral use. 2015.

26. Long GV, Menzies AM, Nagrial AM, et al. Prognostic and Clinicopathologic Associations of Oncogenic BRAF in metastatic Melanoma. J Clin Oncol, 2011.

27. Flaherty KT, Puzanov I, Kim KB, et al. Inhibition of mutated, activated BRAF in metastatic melanoma. N Engl J Med, 2010, 363: 809-819.

28. Chapman PB, Hauschild A, Robert C, et al. Improved survival with vemurafenib in melanoma with

BRAF V600E mutation. N Engl J Med, 2011, 2507-2516.

29. Sosman JA, Kim KB, Schuchter L, et al. Survival in BRAF V600-mutant advanced melanoma treated with vemurafenib. N Engl J Med, 2012, 366: 707-714.

30. Hauschild A, Grob JJ, Demidov LV, et al. Phase Ⅲ, randomized, open-label, multicenter trial (BREAK-3) comparing the BRAF kinase inhibitor dabrafenib (GSK2118436) with dacarbazine (DTIC) in patients with BRAFV600E-mutated melanoma [abstract]. J Clin Oncol, 2012, 30 (Suppl 18): LBA8500.

31. Long GV, Trefzer U, Davies MA, et al. Dabrafenib in patients with Val600Glu or Val600Lys BRAF-mutant melanoma metastatic to the brain (BREAK-MB): a multicentre, open-label, phase 2 trial. Lancet Oncol, 2012, 13: 1087-1095.

32. Flaherty KT, Robert C, Hersey P, et al. Improved survival with MEK inhibition in BRAF-mutated melanoma. N Engl J Med, 2012, 367: 107-114.

33. Kim KB, Kefford R, Pavlick AC, et al. Phase Ⅱ study of the MEK1/MEK2 inhibitor Trametinib in patients with metastatic BRAF-mutant cutaneous melanoma previously treated with or without a BRAF inhibitor. J Clin Oncol, 2013, 31: 482-489.

34. Chapman PB, Hauschild A, Robert C, et al. Improved survival with vemurafenib in melanoma with BRAF V600E mutation. N Engl J Med, 2011, 2507-2516.

35. Kim KB, Kefford R, Pavlick AC, et al. Phase Ⅱ study of the MEK1/MEK2 inhibitor Trametinib in pa-

tients with metastatic BRAF-mutant cutaneous melanoma previously treated with or without a BRAF inhibitor. J Clin Oncol, 2013, 31: 482-489.

36. Hauschild A, Grob JJ, Demidov LV, et al. Dabrafenib in BRAFmutated metastatic melanoma: a multi-centre, open-label, phase 3 randomised controlled trial. Lancet, 2012, 380: 358-365.

37. Flaherty KT, Infante JR, Daud A, et al. Combined BRAF and MEK Inhibition in Melanoma with BRAF V600 Mutations. N Eng J Med, 2012, 367: 1694-1703.

38. Anna C. Pavlick. Extended follow-up results of phase Ib study (BRIM7) of vemurafenib (VEM) with cobimetinib (COBI) in BRAF-mutant melanoma. J Clin Oncol, 2015, 33 (Suppl 15): Abstract 9020.

39. Si L, Kong Y, Xu X, et al. Prevalence of BRAF V600E mutation in Chinese melanoma patients: large scale analysis of BRAF and NRAS mutations in a 432-case cohort. Eur J Cancer, 2012 (48): 94-100.

40. Hamid O, Robert C, Daud A, et al. Safety and tumor responses with lambrolizumab (anti-PD-1) in melanoma. N Engl J Med, 2013, 369 (2): 134-144.

41. Robert C, Ribas A, Wolchok JD, et al. Anti-programmed-death-receptor-1 treatment with pembroli-zumab in ipilimumabrefractory advanced melanoma: a randomised dose-comparison cohort of a phase 1 trial. Lancet, 2014, 384 (9948): 1109-1117.

42. Robert C, Long GV, Brady B, et al. Nivolumab in previously untreated melanoma without BRAF muta-tion. N Engl J Med, 2015, 372 (4): 320-330.

基于原发部位、分期和分子分型的综合治疗（皮肤来源）

43. Hodi FS, O'Day SJ, McDermott DF, et al. Improved survival with ipilimumab in patients with metastatic melanoma. N Engl J Med, 2010, 363 (8): 7117-23.

44. Robert C, Thomas L, BondarenkoI, et al. Ipilimumab plus dacarbazine for previously untreated metastatic melanoma. N Engl J Med, 2011, 364 (26): 2517-2526.

45. E. R. Squibb & Sons, LLC. Prescribing information: YERVOY® (ipilimumab) injection, for intravenous use. 2015.

46. Merck & CO. , Inc. Prescribing information: KEYTRUDA® (pembrolizumab) injection, for intravenous use. 2015.

47. Weber JS, Kahler KC, Hauschild A. Management of immune-related adverse events and kinetics of response with ipilimumab. J Clin Oncol, 2012, 30: 2691-2697.

48. Bristol-Myers Squibb Company. Prescribing information: OPDIVO (nivolumab) infection, for intravenous use. 2016.

49. Pages C, Gornet JM, Monsel G, et al. Ipilimumab-induced acute severe colitis treated by infliximab. Melanoma Res, 2013, 23: 227-230.

50. Beniwal-Patel P, Matkowskyj K, Caldera F. Infliximab therapy for corticosteroid-resistant ipilimumab-induced colitis. J Gastrointestin Liver Dis, 2015, 24: 274.

51. Arriola E, Wheater M, Krishnan R, et al. Immunosuppression for ipilimumab-related toxicity can cause pneumonia but spare antitumor immune control. Oncoimmunology, 2015, 4: e1040218.

基于原发部位、分期和分子分型的综合治疗（皮肤来源）

52. Beck KE, Blansfield JA, Tran KQ, et al. Enterocolitis in patients with cancer after antibody blockade of cytotoxic T-lymphocyte-associated antigen 4. J Clin Oncol, 2006, 24: 2283-2289.

53. Minor DR, Chin K, Kashani-Sabet M. Infliximab in the treatment of anti-CTLA4 antibody (ipilimumab) induced immune-related colitis. Cancer BiotherRadiopharm, 2009, 24: 321-325.

54. Johnston RL, Lutzky J, Chodhry A, Barkin JS. Cytotoxic T-lymphocyte-associated antigen 4 antibody-induced colitis and its management with infliximab. Dig Dis Sci, 2009, 54: 2538-2540.

55. Janssen Biotech, Inc. Prescribing information: REMICADE (infliximab) lyophilized concentrate for injection, for intravenous use. 2015.

56. Eggermont AM, Chiarion-Sileni V, Grob JJ, et al. Adjuvant ipilimumab versus placebo after complete resection of high-risk stage Ⅲ melanoma (EORTC 18071): a randomised, double-blind, phase 3 trial. Lancet Oncol, 2015, 16: 522-530.

57. Bertrand A, Kostine M, Barnetche T, et al. Immune related adverse events associated with anti-CTLA-4 antibodies: systematic review and meta-analysis. BMC Med, 2015, 13: 211.

58. Postow MA, Chesney J, Pavlick AC, et al. Nivolumab and ipilimumab versus ipilimumab in untreated melanoma. N Engl J Med, 2015, 372: 2006-2017.

59. Sarnaik AA, Yu B, Yu D, et al. Extended dose ipilimumab with a peptide vaccine: immune correlates associated with clinical benefit in patients with resected high-risk stage Ⅲc/Ⅳ melanoma. Clin Cancer Res, 2011, 17: 896-906.

2）*BRAF V600* 野生型、无脑转移患者的治疗

分期	分层	基本策略	可选策略
播散性（不可切除）Ⅳ 期 *BRAF* 野生型患者的一线治疗		细胞毒化疗 ± 抗血管靶向治疗 达卡巴嗪/替莫唑胺单药或联合治疗（2B）[a] 紫杉类 ± 铂类 ± 贝伐珠单抗（2B）[b] 福莫司汀（2B） 若存在 *c- Kit* 突变，采用伊马替尼治疗	临床研究 　对有症状或即将出现症状的软组织转移灶或骨转移灶可考虑联合局部放疗[d] 免疫治疗[c] 　抗 PD-1 单抗 　　pembrolizumab（Ⅰ类） 　　nivolumab（Ⅰ类） 　抗 PD-1 + 抗 CTLA-4 单抗联合 　　nivolumab + ipilimumab 一般状况较差的患者可考虑采用最佳支持治疗

BRAF V600 野生型、无脑转移患者的治疗（续表）

分期	分层	基本策略	可选策略
播散性（不可切除）Ⅳ期 *BRAF* 野生型患者的二线治疗		与一线不同类的细胞毒化疗 一线采用细胞毒化疗 ± 抗血管靶向治疗者，可换用免疫治疗 一线采用免疫治疗者，可换用细胞毒治疗 若存在*c-Kit* 突变，一线未使用过*c-Kit* 抑制剂，可采用伊马替尼治疗	鼓励患者参加临床研究 对有症状或即将出现症状的软组织转移灶或骨转移灶可考虑联合局部放疗[d] 一般状况较差的患者可考虑采用最佳支持治疗

[a~d]参见 1）携带BRAF V600 突变患者的治疗原则

注释

1. 一线治疗：细胞毒化疗 ± 抗血管靶向治疗及免疫治疗相关情况同前述。现将携带 *c-Kit* 基因突变的患者可选择的伊马替尼详述如下：

   伊马替尼（KIT 抑制剂）

   针对 *Kit* 变异药物的临床研究中规模最大的是来自中国的一项 II 期临床研究[1]。43 例来自全国多个中心的 *Kit* 基因突变或扩增的晚期黑色素瘤患者接受了伊马替尼治疗，结果显示 6 个月的 PFS 率为 36.6%，中位 PFS 为 3.5 个月。相比其他外显子突变的患者，11 号或 13 号外显子突变患者的中位 PFS 更长，另外多发 *c-Kit* 变异的患者较单发的 PFS 长（但无显著性差异）。10 例患者（23.3%）获得 PR，13 例患者（30.2%）获得 SD，20 例患者获得 PD。虽然有效率不如 BRAF V600E 抑制剂，但与目前大部分治疗缺乏明确预测疗效的因子相比，本项研究还是非常有希望的：1 年生存率达到了 51.0%，中位 OS 达到了 14 个月；并且获得 PR 或 SD 患者的 OS 为 15 个月，与疾病进展的患者相比，有明显的统计学意义（$P = 0.036$）。故本指南也将伊马替尼作为 *c-Kit* 突变或扩增的晚期黑色素瘤患者的 2 类证据推荐。

2. 二线治疗：无法手术切除或转移性黑色素瘤的二线治疗推荐方案包括与一线方案不同的细胞毒化疗 ± 抗血管靶向治疗，对于一线未使用免疫治疗者，二线治疗选择包括免疫治疗 pembrolizumab（2A 类）、nivolumab（1 类）或 nivolumab + ipilimumab 联合治疗（2A 类）。

PD-L1 可能对于 PD-1 单抗的疗效具有预测价值，但目前尚不能用于指导临床用药。

尽管 ipilimumab 已获得 FDA 批准用于初治和复治的无法手术切除或转移性黑色素瘤，但由于临床研究结果提示 PD-1 单药以及 nivolumab + ipilimumab 联合用药与 ipilimumab 单药相比可改善患者预后，因此本指南并不推荐 ipilimumab 单药用于二线治疗。

关于究竟选择抗 PD-1 单抗单药治疗还是 nivolumab + ipilimumab 联合方案治疗，应结合不良反应综合考虑：尽管联合方案能在一定程度上改善 PFS，但其会使严重免疫相关不良反应发生率明显升高。治疗方案的选择需结合患者的一般情况、既往病史、合并用药、合并症、对不良反应相关监测和治疗的依从性等方面加以综合考虑。

对于二线之后的后续治疗，目前不推荐使用与既往治疗相同的药物，但可考虑选用与既往治疗同一类的其他药物。对于接受 12 周 ipilimumab 诱导治疗后病情稳定 3 个月及以上、评效 PR 或 CR 的患者而言，在后续出现病情进展后，可考虑再次接受 ipilimumab 的诱导治疗（3mg/mg，q3w，×4 周期）。尽管抗 CTLA-4 单抗（ipilimumab）和抗 PD-1 单抗（nivolumab、pembrolizumab）均为免疫检查点抑制剂，但由于二者的作用分子不同，目前认为二者不属于同一类药物。对既往接受过 ipilimumab 治疗的患者而言，后续推荐抗 PD-1 单抗治疗；或者反之。

参考文献

J Guo, L Si, Y Kong, et al. A Phase Ⅱ, Open Label, Single-arm Trial of ImatinibMesylate in Patients with Metastatic Melanoma Harboring c-Kit Mutation or Amplification. J Clin Oncol, 2011, 29: 2904-2909.

基于原发部位、分期和分子分型的综合治疗（皮肤来源）

四 特殊类型黑色素瘤的综合治疗

（一）黏膜来源局限期恶性黑色素瘤的治疗

1. 鼻咽黏膜黑色素瘤

分期[1]	分层	基本策略	辅助治疗
Ⅲ期	T3N0M0	原发灶彻底切除	术后辅助放疗（原发灶）
ⅣA期	T4aN0M0	病灶彻底切除	术后辅助放疗（原发灶）
	T3N1M0 T4aN1M0	病灶彻底切除[2]＋颈淋巴结清扫	术后辅助放疗（原发灶和颈部）
ⅣB期	T4b，任何N，M0		临床试验 辅助化疗 放疗 全身治疗
ⅣC期	任何T，任何N，M1		临床试验 姑息放疗 全身治疗 最佳支持

注释

1. 头颈部来源的黏膜恶性黑色素瘤分期参考 AJCC 分期。

2. 早期鼻腔、鼻窦及鼻咽黏膜黑色素瘤原发灶的切除，手术方法包括鼻侧切开进路和内镜手术，具体要根据肿瘤范围大小和外科医生的内镜技术水平。总的治疗原则为尽量整块切除，禁忌局部挤压和力求切缘阴性。病灶的黏膜切除范围包括肿瘤边界外 1.5～2cm 外观正常黏膜（包括卫星灶）。部分黏膜黑色素瘤患者伴有色素沉着斑，如沉着斑局限则一并切除；无法切除者，需要密切随访局部变化。病灶的深部切除范围根据病灶不同而各异，一般对深部切缘进行术中冰冻来确定是否切净；对于鼻腔、鼻窦及鼻咽恶性黑色素瘤，瘤床多为骨质，无法在术中经冰冻了解切缘，切除到肿瘤组织周边影像正常毗邻解剖区的组织间隔即可。肿瘤累及下颌骨骨膜时行下颌骨部分、水平或垂直切除[1]，通常距肿瘤边缘的距离为 2cm 以上。术中冰冻对于微小瘤灶有时诊断难以确定，可依据外科医生经验灵活把握，根据术后病理确定是否二次手术。

3. 鼻腔、鼻窦及鼻咽黑色素瘤的颈部淋巴结转移率低，原则上不做预防性清扫[2-4]，建议密切随访。原发口腔、口咽和下咽食道的黏膜黑色素瘤淋巴结转移率高，对于临床或影像学检查提示有转移的，常规进行区域性或根治性淋巴结清扫；对于局部复发的患者，如果局部再分期未达 R-T4b，仍然可以考虑手术切除；区域性复发，即局部淋巴结复发，如果原发灶无复发且没有远处转移时，可以考虑功能性或根治性颈淋巴结清扫术。由于头颈部黏膜淋巴引流复杂，特别是上颈部有咽淋巴环，淋巴结组织非常丰富，因此鼻腔、鼻窦和鼻咽黏膜黑色素前哨淋巴结的定位困难，前哨淋巴结活检不作为常规检查推荐[4,5]。

4. 术后辅助放疗能够改善肿瘤的局部控制率，但尚无高级别循证医学证据提示术后放疗能延长生存期。放疗时间建议在术后6周之内，给予瘤床及颈部淋巴引流区域放疗，60Gy/6周。

5. 术后辅助化疗：转移性黏膜黑色素瘤对传统化疗相对不敏感。北京大学肿瘤医院开展了一项针对Ⅱ/Ⅲ期黏膜黑色素瘤患者术后辅助治疗的随机对照Ⅱ期研究[8]，结果提示辅助化疗优于干扰素（TMZ 200mg/m^2，d1~5 + DDP 75mg/m^2，分d1~2），Ⅲ期临床研究正在进行中。韩国一项回顾性研究分析中，总有效率为26.3%（黏膜型为20%），总生存期为12.1个月[18]。高加索人的有效率与此相仿[19,20]。紫杉醇联合卡铂可为既往经过多程治疗的转移性黏膜黑色素瘤患者的合理选择[21]。新的化疗药物如白蛋白紫杉醇联合卡铂在转移性黏膜黑色素瘤中的疗效有待进一步研究。化疗联合抗血管靶向药物可能是晚期黏膜黑色素瘤的一种合理的治疗选择。

6. 对于无法手术的ⅣB和ⅣC期患者，应以全身综合治疗为主，参见皮肤黑色素瘤。

7. 姑息放疗原则

（1）原发灶姑息放疗：主要目的为减轻症状，提高生活质量。

对于ⅣB/C期的头颈部黏膜黑色素瘤首选临床研究或者原发灶局部姑息放疗，原发灶和转移淋巴结66~70Gy/6~7周，应该考虑放疗为姑息治疗而调整剂量和方案。

（2）远处转移脏器的姑息放疗：

骨转移的放疗：姑息止痛，或预防病理性骨折，30Gy/10f或者6~8Gy/1f。

脑转移的放疗（参见皮肤恶性黑色素瘤脑转移章节）。

8. 随访制度

(1) 门诊复查频度：术后第 1 年半内，每 3 个月一次；术后第 1 年半内到 3 年，每 6 个月一次；术后第 3~5 年内，每 12 个月复查一次；5 年之后，每 12 个月一次。复查目的排除局部复发、区域性淋巴结复发和远处转移（重点）。

(2) 检测项目：包含三方面内容。

A. 局部复发监测：鼻内镜检查。每 6 个月复查鼻腔、鼻窦及鼻咽影像学，尽量做增强 MRI 监测局部复发。

B. 区域性复发监测：颈部超声，必要时做增强 CT 或增强 MRI 了解淋巴结转移情况。

远处转移监测：每年一次头胸部 CT、骨扫描和腹部超声/CT，必要时行全身 PET-CT 检查判断。

C. 患者全身转移情况。如果患者随访期间，出现可疑任何远处转移的症状，则随时针对局部深入检查，或全身 PET-CT。

参考文献

1. de Graeff A, de Leeuw JR, Ros WJ, et al. Pretreatment factors predicting quality of life aftertreatment for head and neck cancer. Head Neck, 2000, 22: 398-407.

特殊类型黑色素瘤的综合治疗

2. Meleti M, Vescovi P, Mooi WJ, et al. Pigmented lesions of the oral mucosa and perioral tissues: a flow-chart for the diagnosis and some recommendations for the management. Oral Surg Oral Med Oral Pathol Oral Radiol Endod, 2008, 105 (5): 606-616.

3. Prasad ML, Patel SG, Huvos AG, et al. Primary mucosal melanoma of the head and neck: a proposal for microstaging localized, Stage I (lymph node-negative) tumors. Cancer, 2004, 100: 1657-1664.

4. Starek I, Koranda P, Benes P. Sentinel lymph node biopsy: a new perspective in head and neck mucosal melanoma? Melanoma research, 2006, 16: 423-427.

5. Christopherson K, Malyapa RS, Werning JW, et al. Radiation therapy for mucosal melanoma of the head and neck. Am J Clin Oncol, 2013, Apr 3.

6. Dirix P, Vanstraelen B, Jorissen M, et al. Intensity-modulated radiotherapy for sinonasal cancer: improved outcome compared to conventional radiotherapy. Int J Radiat Oncol Biol Phys, 2010, 78: 998-1004.

7. Wu AJ, Gomez J, Zhung JE, et al. Radiotherapy after surgical resection for head and neck mucosal melanoma. Am J Clin Oncol, 2010, 33: 281-285.

8. Lian B, Si L, Cui C, et al. Phase II Randomized Trial Comparing High-dose Interferon Alfa-2b with Temozolomide plus Cisplatin as Systemic Adjuvant Therapy for Resected Mucosal Melanoma. Clin Cancer Res, 2013, 19 (16): 4488-4498.

9. Linsley PS, Bradshaw J, Greene J, et al. Intracellular trafficking of CTLA-4 and focal localization towards

sites of TCR engagement. Immunity, 1996, 4: 535-543.

10. Postow MA, Luke JJ, Bluth MJ, et al. Ipilimumab for patients with advanced mucosal melanoma. Oncologist, 2013, 18: 726-732.

11. Del Vecchio M, Di Guardo L, Ascierto PA, et al. Effiacy and safety of ipilimumab 3mg/kg in patients with pretreated, metastatic, mucosal melanoma. Eur J Cancer, 2014, 50: 121-127.

12. Taube JM, Anders RA, Young GD, et al. Colocalization of inflmmatory response with B7-h1 expression in human melanocytic lesions supports an adaptive resistance mechanism of immune escape. Sci Transl Med, 2012, 4: 127-137.

13. Hamid O, Robert C, Daud A, et al. Safety and tumor responses with lambrolizumab (anti-PD-1) in melanoma. N Engl J Med, 2013, 369: 134-144.

14. Topalian SL, Sznol M, McDermott DF, et al. Survival, durable tumor remission, and long-term safety in patients with advanced melanoma receiving nivolumab. J Clin Oncol, 2014, 32: 1020-1030.

15. Kim KB, Sosman JA, Fruehauf JP, et al. BEAM: a randomized phase Ⅱ study evaluating the activity of bevacizumab in combination with carboplatin plus paclitaxel in patients with previously untreated advanced melanoma. J Clin Oncol, 2012, 30: 34-41.

16. Grignol VP, Olencki T, Relekar K, et al. A phase 2 trial of bevacizumab and high-dose interferon alpha 2B in metastatic melanoma. J Immunother, 2011, 34: 509-515.

17. von Moos R, Seifert B, Simcock M, et al. First-line temozolomide combined with bevacizumab in meta-

static melanoma: a multicentre phase Ⅱ trial (SAKK 50/07). Ann Oncol, 2012, 23: 531-536.

18. Vihinen PP, Hernberg M, Vuoristo MS, et al. A phase Ⅱ trial of bevacizumab with dacarbazine and daily low-dose interferon-alpha2a as first line treatment in metastatic melanoma. Melanoma Res, 2010, 20: 318-325.

19. Cui C, Mao L, Chi Z, et al. A phase Ⅱ, randomized, double-blind, placebo-controlled multicenter trial of Endostar in patients with metastatic melanoma. Mol Ther, 2013, 21: 1456-1463.

20. Yi JH, Yi SY, Lee HR, et al. Dacarbazine-based chemotherapy as fist-line treatment in noncutaneous metastatic melanoma: multicenter, retrospective analysis in Asia. Melanoma Res, 2011, 21: 223-227.

21. Harting MS, Kim KB. Biochemotherapy in patients with advanced vulvovaginal mucosal melanoma. Melanoma Res, 2004, 14: 517-520.

22. Bartell HL, Bedikian AY, Papadopoulos NE, et al. Biochemotherapy in patients with advanced head and neck mucosal melanoma. Head Neck, 2008, 30: 1592-1598.

特殊类型黑色素瘤的综合治疗

2. 口腔黏膜黑色素瘤

分期[1]	分层	局部治疗基本策略	局部治疗可选策略	辅助治疗基本策略	辅助治疗可选策略
Ⅲ期	T3N0M0	原发灶手术切除 ± 颈淋巴清扫	原发灶液氮冷冻（3类）± 颈淋巴清扫	辅助化疗 高剂量 IFN	临床试验
ⅣA期	T3N1M0 T4aN0-1M0	原发灶手术切除 + 颈淋巴清扫	原发灶液氮冷冻（3类）+ 颈淋巴清扫	辅助放疗 辅助化疗 高剂量 IFN	临床试验
ⅣB期 ⅣC	见晚期（不可手术切除）特殊类型黑色素瘤的治疗原则				

注释

1. 黏膜黑色素瘤目前无统一分期，本文参照 AJCC 头颈部黏膜黑色素瘤分期标准。
2. 总的原则是广泛切除并获取阴性切缘。切除的边界包括黏膜切缘和深部切缘。黏膜边界通常指包括肿瘤边界外 1.5～2cm 外观正常黏膜，深部边界根据肿瘤的原发部位的变异要求不同，由于口腔内解剖空间有限，应考虑到邻近重要组织器官的保留，因此对切除的边界不必片面追求宽度和深度，此时可通过送检冰冻切片确定切除的安全性；肿瘤累及下颌骨骨膜时，通常切除骨质与肿瘤的距离为 2cm[1]。

3. 由于头颈部淋巴循环解剖复杂，不建议以前哨淋巴结活检作为颈淋巴清扫的依据。对于 cN0 的患者是否采用同期淋巴清扫还有争议，通常建议观察或延期进行颈淋巴清扫[3]。

4. 冷冻治疗口腔黏膜黑色素瘤争议比较大，缺乏高级别临床证据，只有在手术不适用或者范围过大无法手术时方可考虑冷冻治疗[2]。

5. 口腔黏膜黑色素瘤通常对放疗不敏感。术后辅助放疗能够改善肿瘤的局部控制率，但尚无高级别循证医学证据提示术后放疗能延长生存期[4-7]。口腔原发灶放疗仅限于局部极晚期或为了保护功能无法达到阴性切缘者，颈部高危区域（转移淋巴结数目≥2 个，直径≥3cm，淋巴结结外侵犯，淋巴清扫后局部再次复发）可辅助行颈部淋巴引流区域放疗。放疗时间建议在术后 6 周之内。

参考文献

1. De Graeff A，de Leeuw JR，Ros WJ，et al. Pretreatment factors predicting quality of life after treatment for head and neck cancer. Head Neck，2000，22（4）：398-407.

2. Xin Wang，He-Ming Wu，Guo-Xin Ren，et al. Primary oral mucosal melanoma：advocate a wait-and-see policy in the clinically N0 patient. J Oral Maxillofac Surg，2012，70（5）：1192-1198.

3. Zhou Guoyu，Qiu Weiliu，Zhang Zhiyuan，et al. Evaluation of cryosurgery for the management of oral

malignant mucomembranous melanoma- A survey of 107 cases reports. Shanghai Kou Qiang Yi Xue, 1999, 8 (2): 92-93.

4. Christopherson K, Malyapa RS, Werning JW, et al. Radiation therapy for mucosal melanoma of the head and neck. Am J Clin Oncol, 2013, 38 (1): 87-89.

5. Dirix P, Vanstraelen B, Jorissen M, et al. Intensity- modulated radiotherapy for sinonasal cancer: improved outcome compared to conventional radiotherapy. Int J Radiat Oncol Biol Phys. 2010, 78 (4): 998-1004.

6. Wu AJ, Gomez J, Zhung JE, et al. Radiotherapy after surgical resection for head and neck mucosal melanoma. Am J Clin Oncol, 2010, 33 (3): 281-285.

7. Dauer EH, Lewis JE, Rohlinger AL, et al. Sinonasal melanoma: a clinicopathologic review of 61 cases. Otolaryngol Head Neck Surg, 2008, 138 (3): 347-352.

3. 直肠黑色素瘤

分期	基本策略	辅助治疗可选策略
Ⅰ~Ⅱ期[1]	原发灶手术切除	辅助化疗 大剂量干扰素 α -2b ×1 年
Ⅲ期[1]	原发灶手术切除 + 区域淋巴结清扫	辅助化疗 大剂量干扰素 α -2b ×1 年

特殊类型黑色素瘤的综合治疗

注释

1. 直肠黑色素瘤按照有无肌层侵犯分为 I 期和 II 期，出现区域淋巴结转移的为 III 期，远处转移的为 IV 期[1-3]。

2. R0 切除是外科切除的主要目标。建议手术方法为经腹会阴直肠切除（APR）。APR 局部控制更好，可获得阴性切缘并清扫肠系膜淋巴结，但手术范围大、不保留肛门括约肌影响患者的生活质量。APR 也可用于梗阻患者以及需要补救手术者。WLE 要求切缘≥10mm。两种手术方式预后无显著差别。目前推荐以 APR 作为标准。对于外科切除方式的选择需权衡能否获得 R0 切除、局部复发风险以及患者生活质量等因素[4]。

3. 国内一项 II 期临床研究结果提示辅助化疗优于干扰素（TMZ 200mg/m^2，d1～5 + DDP 75mg/m^2，分 d1～2)[5]，III 期临床研究正在进行中。

参考文献

1. Iddings DM，Fleisig AJ，Chen SL，et al. Practice patterns and outcomes for anorectal melanoma in the USA，reviewing three decades of treatment：is more extensive surgical resection beneficial in all patients. Ann Surg Oncol，2010，17（1）：40-44.

2. Nilsson PJ，Ragnarsson-Olding BK. Importance of clear resection margins in anorectal malignant melano-

ma. Br J Surg, 2010, 97（1）：98-103.

3. Falch C, Stojadinovic A, Hann-von-Weyhern C, et al. Anorectal malignant melanoma: extensive 45-year review and proposal for a novel staging classification. J Am Coll Surg, 2013, 217（2）：324-335.

4. Heeney A, Mulsow J, Hyland JM. Treatment and outcomes of anorectal melanoma. Surgeon, 2011, 9（1）：27-32.

5. Lian B, Si L, Cui C, et al. Phase II randomized trial comparing high-dose IFN-α2b with temozolomide plus cisplatin as systemic adjuvant therapy for resected mucosal melanoma. Clin Cancer Res, 2013, 19（16）：4488-4498.

4. 生殖系统（女性）黑色素瘤

分期[1]	基本策略	辅助治疗可选策略
局限性病变	原发灶手术切除	辅助化疗 高剂量干扰素 α-2b ×1 年
区域淋巴结转移	原发灶手术切除 2 +区域淋巴结清扫	辅助化疗 高剂量干扰素 α-2b ×1 年

注释

1. 妇科黑色素瘤可参照妇科肿瘤 AJCC 分期或 FIGO 分期。
2. 在保证阴性切缘的前提下，不推荐预防性全子宫和双附件切除，除非有明确受侵[1]。
3. 国内一项Ⅱ期临床研究结果提示辅助化疗优于干扰素（TMZ 200mg/m^2，d1～5 + DDP 75mg/m^2，分 d1～2)[2]，Ⅲ期临床研究正在进行中。

参考文献

1. Piura B. Management of primary melanoma of the female urogenital tract. The Lancet Oncology，2008，9：973-981.
2. Lian B，Si L，Cui C，et al. Phase Ⅱ randomized trial comparing high-dose IFN-α 2b with temozolomide plus cisplatin as systemic adjuvant therapy for resected mucosal melanoma. Clin Cancer Res，2013，19（16）：4488-4498.

特殊类型黑色素瘤的综合治疗

（二） 眼部葡萄膜黑色素瘤 （uveal melanoma，UM）

分期[1]	基本策略[2]	可选策略	辅助治疗[6]
Ⅰ期、Ⅱ期、Ⅲ期	巩膜表面敷贴器放射治疗 眼球摘除	肿瘤局部切除术 温热疗法 立体定向放疗 质子束放疗 眶内容剜除术	入组临床试验或观察

注释

1. 参见 AJCC 的 UM 分期。

2. 应根据肿瘤大小及部位来选择治疗方法，在不影响生存率的前提下尽量保存眼球或有用视力。
   COMS 研究结果显示：中型 UM 患者随机接受敷贴放射治疗或眼球摘除，非校正 5 年生存率分别为 81% 和 82%，结果无统计学差异[1]。

3. 巩膜表面敷贴器放射治疗：国外大多数眼科中心的首选疗法，这属于一种近距离放疗，具体方法是在局部巩膜表面放置一个含^{125}I 或^{106}Ru 放射性粒子的金属盘。建议小型和中型肿瘤采用敷贴放射治疗。

4. 眼球摘除术：建议大型肿瘤、疼痛无视力的或无光感的眼球采用眼球摘除。

5. 眶内容剜除术：适宜于较大范围的肿瘤穿出眼球扩散至眼眶的病例。

6. 目前尚无证据显示辅助治疗可降低转移风险，但是有一些联合细胞毒化疗和免疫治疗药物的新方法正在研究之中，对于经转移风险评估为高风险的患者可考虑入组新方法的临床试验，评估为低风险的患者建议观察[2-6]。

7. 转移监测：UM 较易于发生肿瘤血行转移，最多见的转移部位为肝脏，多发生于发现原发肿瘤后的 5 年内。建议患者在眼肿瘤局部治疗后，定期检查腹部 MRI、肝功能、胸部 CT，对于经转移风险评估为高风险的患者建议每半年检查一次，评估为低风险的患者建议每年检查一次[2-6]。

参考文献

1. Diener-West M, Earle JD, Fine SL, et al. Collaborative Ocular Melanoma Study Group. The COMS randomized trial of iodine125 brachytherapy for choroidal melanoma, III: initial mortality findings. COMS Report No. 18. Arch Ophthalmol, 2001, 119 (7): 969-982.

2. Nathan P, Cohen V, Coupland S, et al. United Kingdom Uveal Melanoma Guideline Development Working Group. Uveal Melanoma UK National Guidelines. Eur J Cancer, 2015, 51 (16): 2404-2412.

3. Weis E, Salopek TG, McKinnon JG, et al. Management of uveal melanoma: a consensus-based provincial clinical practice guideline. Curr Oncol, 2016, 23 (1): e57-64.

4. Choudhary MM, Triozzi PL, Singh AD. Uveal melanoma: evidence for adjuvant therapy. Int Ophthalmol Clin, 2015, 55 (1): 45-51.

5. Blum ES, Yang J, Komatsubara KM, et al. Clinical Management of Uveal and Conjunctival Melanoma. Oncology (Williston Park), 2016, 30 (1): 29-32, 34-43, 48.

6. Krantz BA, Dave N, Komatsubara KM, et al. Uveal melanoma: epidemiology, etiology, and treatment of primary disease. Clin Ophthalmol, 2017, 11: 279-289.

眼部葡萄膜黑色素瘤Ⅳ期患者的治疗

分期[1]	基本策略[2]	可选策略
Ⅳ期	入组临床试验 肝转移灶局部治疗[3]	ipilimumab MEK 抑制剂

注释

1. 参见 AJCC 的 UM 分期。

2. UM 最常见转移部位为肝脏。尚无证据显示 UM 的全身治疗可以提高转移患者的 OS,目前入组临床试验是治疗 UM 转移的首选[1-3]。

特殊类型黑色素瘤的综合治疗

3. 肝转移灶局部治疗：对于局限肝脏转移的患者可考虑，包括局部手术切除、肝动脉化疗、肝动脉栓塞化疗等[4-8]。

4. ipilimumab：目前有 2 个 II 期临床试验结果可参考。2015 年 DeCOG 报道的多中心 II 期临床试验中，中位 OS 为 6.8 个月（95% CI 3.7~8.1），中位 PFS 为 2.8 个月（95% CI 2.5~2.9）。1 年和 2 年 OS 分别为 22% 和 7%。结论是：ipilimumab 对于转移 UM 的临床疗效非常有限[9]。2014 年 GEM 报道 OS 为 10 个月，1 年和 2 年 OS 分别为 48% 和 25%。这两个研究的区别在于前者的剂量是 3mg/kg，85% 的患者曾用过其他治疗，后者用了 10mg/kg 的更高剂量，所有患者均未经治疗。结论是：ipilimumab 对 UM 的一线治疗效果与皮肤黑色素瘤相近[10]。英国 UM 指南推荐 ipilimumab 治疗转移 UM[3]。

5. MEK 抑制剂：2014 年 Carvajal 等报道一项随机、开放的多中心（美国和加拿大共 15 个临床肿瘤中心）II 期临床试验在 120 例转移的 UM 患者中比较了 selumetinib 与 dacarbazine 的治疗效果。结果显示：中位 PFS 在 Dacarbazine 组为 7 周，在 selumetinib 组为 15.9 周。中位 OS 在 dacarbazine 组为 9.1 个月，在 selumetinib 组为 11.8 个月。dacarbazine 组无客观反应，selumetinib 组客观反应率为 49%。结论是：selumetinib 与 dacarbazine 相比，在提高 PFS 和反应率方面有一定的作用，但并没有提高 OS[11]。进一步评价 selumetinib 联合 dacarbazine 治疗转移 UM 的多中心、随机、双盲 III 期临床试验正在进行中[12,13]。

6. 抗 PD-1 或抗 PD-L1 单抗：尽管某些初步的很有限的临床报道结果不甚乐观[14]，但从免疫机制方面考虑它仍属于有希望的药物，目前有 3 个正在进行的临床试验，结果值得期待[3,15]。

参考文献

1. Carvajal RD，Schwartz GK，Tezel T，et al. Metastatic disease from uveal melanoma: treatment options and future prospects. Br J Ophthalmol，2017，101（1）: 38-44.

2. Nathan P，Cohen V，Coupland S，et al. United Kingdom Uveal Melanoma Guideline Development Working Group. Uveal Melanoma UK National Guidelines. Eur J Cancer，2015，51（16）: 2404-2412.

3. Oliva M，Rullan AJ，Piulats JM. Uveal melanoma as a target for immune-therapy. Ann Transl Med，2016，4（9）: 172.

4. Sato T. Locoregional management of hepatic metastasis from primary uveal melanoma. Semin Oncol，2010，37（2）: 127-138.

5. Shibayama Y，Namikawa K，Sone M，et al. Efficacy and toxicity of transarterial chemoembolization therapy using cisplatin and gelatin sponge in patients with liver metastases from uveal melanoma in an Asian population. Int J Clin Oncol，2017 Jan 31. doi: 10. 1007/s10147-017-1095-0.

6. Valsecchi ME，Terai M，Eschelman DJ，et al. Double-blinded，randomized phase Ⅱ study using embolization with or without granulocyte-macrophage colony-stimulating factor in uveal melanoma with hepatic metastases. J Vasc Interv Radiol，2015 ，26（4）: 523-532. e2.

特殊类型黑色素瘤的综合治疗

7. Edelhauser G, Schicher N, Berzaczy D, et al. Fotemustine chemoembolization of hepatic metastases from uveal melanoma: a retrospective single-center analysis. AJR Am J Roentgenol, 2012, 199 (6): 1387-1392.

8. Gonsalves CF, Eschelman DJ, Sullivan KL, et al. Radioembolization as salvage therapy for hepatic metastasis of uveal melanoma: a single-institution experience. AJR Am J Roentgenol, 2011, 196 (2): 468-473.

9. Zimmer L, Vaubel J, Mohr P, et al. Phase II DeCOG-study of ipilimumab in pretreated and treatment-naïve patients with metastatic uveal melanoma. PLoS One, 2015, 10: e0118564.

10. Piulats Rodriguez J, Ochoa de Olza M, Codes M, et al. Phase II study evaluating ipilimumab as a single agent in the first-line treatment of adult patients (Pts) with metastatic uveal melanoma (MUM): The GEM-1 trial. J Clin Oncol, 2014, 32: abstr 9033.

11. Carvajal RD, Sosman JA, Quevedo JF, et al. Effect of selumetinibvs chemotherapy on progression-free survival in uveal melanoma: a randomized clinical trial. JAMA, 2014, 311: 2397-2405.

12. Carvajal RD, Schwartz GK, Mann H, Smith I, Nathan PD. Study design and rationale for a random-ised, placebo-controlled, double-blind study to assess the efficacy of selumetinib (AZD6244; ARRY-142886) in combination with dacarbazine in patients with metastatic uveal melanoma (SUMIT). BMC Cancer, 2015, 15: 467.

13. Komatsubara KM, Manson DK, Carvajal RD. Selumetinib for the treatment of metastatic uveal melano-

ma: past and future perspectives. Future Oncol, 2016, 12 (11): 1331-1344.

14. Algazi AP, Tsai KK, Shoushtari AN, et al. Clinical outcomes in metastatic uveal melanoma treated with PD-1 and PD-L1 antibodies. Cancer, 2016, 122 (21): 3344-3353.

15. Karydis I, Chan PY, Wheater M, et al. Clinical activity and safety of Pembrolizumab in Ipilimumab pre-treated patients with uveal melanoma. Oncoimmunology, 2016, 5 (5): e1143997.

特殊类型黑色素瘤的综合治疗

（一）皮肤黑色素瘤

临床/病理分期	随访
0 期（原位）	• 常规随访 * • 不推荐行常规影像学检查排除无症状的复发或转移
ⅠA～ⅡA 期	• 常规随访 * • 病史和查体（重点为皮肤和淋巴结） 　前 5 年每 6 个月 1 次 　5 年后根据临床 1 年 1 次 • 有特殊症状或体征时行影像学检查

皮肤黑色素瘤（续表）

临床/病理分期	随访
ⅡB ~ Ⅳ期	<ul><li>常规随访 *</li><li>病史、查体和影像学检查频率 第 1 年每 3 ~4 个月 1 次 第 2 ~3 年每 6 个月一次 第 3 ~5 年每 6 ~12 个月一次 5 年后根据临床 1 年 1 次</li><li>有特殊症状或体征时随时行影像学检查</li></ul>

*常规随访包括：

- 终生每年至少行 1 次皮肤检查；
- 教育患者行皮肤和淋巴结自检；
- 不推荐行常规血液学检查；
- 体检时发现性质不确定的淋巴结，需行区域淋巴结超声检查；
- 对未行前哨淋巴结活检、无法行前哨淋巴结活检、前哨淋巴结阳性但未行淋巴结清扫术的患者，根据淋巴结复发的风险，在确诊后的前 2 ~ 3 年每 3 ~ 12 个月行区域淋巴结超声检查。

随访内容

	分期	基本策略	可选策略
无临床症状者	0 期	体格检查	
	ⅠA ~ ⅡA 期	体格检查 浅表淋巴结超声	
	ⅡB ~ ⅢC 期	体格检查 浅表淋巴结超声 胸部 CT 腹盆腔超声或 CT 头颅增强 CT 骨扫描	PET- CT 头颅 MRI

随

访

	分期	基本策略	可选策略
无临床症状者	Ⅳ期	查体 浅表淋巴结超声 胸部 CT 腹盆腔超声或 CT 头颅增强 CT 骨扫描	PET-CT 头颅 MRI
症状恶化或新发症状者	Ⅰ~Ⅳ期	随时随访	

（二）黏膜和眼黑色素瘤随访

见各章节。

参考文献

1. Mathews JD, Forsythe AV, Brady Z, et al. Cancer risk in 680, 000 people exposed to computed tomography scans in childhood or adolescence: data linkage study of 11 million Australians. BMJ, 2013, 346: f2360.

2. Basseres N, Grob JJ, Richard MA, et al. Cost-effectiveness of surveillance of stage I melanoma. A retrospective appraisal based on a 10-year experience in a dermatology department in France. Dermatology, 1995, 191 (3): 199-203.

3. Salama AK, de Rosa N, Scheri RP, et al. Hazard-rate analysis and patterns of recurrence in early stage melanoma: moving towards a rationally designed surveillance strategy. PLoS One, 2013, 8 (3): e57665.

4. Leiter U, Buettner PG, Eigentler TK, et al. Is detection of melanoma metastasis during surveillance in an early phase of development associated with a survival benefit? Melanoma Res, 2010, 20 (3): 240-246.

5. Geller AC, Swetter SM, Oliveria S, et al. Reducing mortality in individuals at high risk for advanced melanoma through education and screening. J Am Acad Dermatol, 2011, 65 (5 Suppl 1): S87-94.

6. Baker JJ, Meyers MO, Frank J, et al. Routine restaging PET/CT and detection of initial recurrence in

随
访

sentinel lymph node positive stage Ⅲ melanoma. Am J Surg, 2014, 207 (4): 549-554.

7. Nelson HD, Pappas M, Cantor A, et al. Harms of Breast Cancer Screening: Systematic Review to Update the 2009 U. S. Preventive Services Task Force Recommendation. Ann Intern Med, 2016, 164 (4): 256-267.

8. Osella-Abate S, Ribero S, Sanlorenzo M, et al. Risk factors related to late metastases in 1, 372 melanoma patients disease free more than 10 years. Int J Cancer, 2015, 136 (10): 2453-2457.

随

访

六 附　录

1 CSCO 证据级别

1 类证据：基于高水平证据（严谨的 meta 分析或 RCT 结果），专家组有统一共识或有小争议；

2A 类证据：基于低水平证据，专家组有统一共识或有小争议；

2B 类证据：基于低水平证据，专家组有争议；

3 类证据：基于任何水平的证据，专家组存在较大争议。

2 恶性黑色素瘤（WHO）病理分类

组织学分型	ICDO 编码
恶性黑色素瘤	8720
痣样黑色素瘤	8720
结节型黑色素瘤	8721
恶性雀斑样黑色素瘤	8742
浅表扩散型黑色素瘤	8743
肢端雀斑样黑色素瘤	8744
促结缔组织增生性黑色素瘤	8745
来源于巨大先天痣的黑色素瘤	8761
来源于蓝痣的黑色素瘤	8780

3 AJCC 第 8 版皮肤恶性黑色素瘤分期

原发肿瘤（T）分期		区域淋巴结（N）分期		远处转移（M）分期	
TX	原发肿瘤厚度无法评估	NX	区域淋巴结无法评估	M0	无远处转移证据
T0	无原发肿瘤证据	N0	无区域淋巴结转移证据		
Tis	原位癌				
T1	厚度≤1.0mm	N1	1个淋巴结或者无淋巴结转移但是出现以下转移：移行转移，卫星结节和（或）微卫星转移	M1	有远处转移
T1a	厚度<0.8mm且无溃疡	N1a	1个临床隐匿淋巴结转移（镜下转移，例如经前哨淋巴结活检诊断）	M1a	转移至皮肤、软组织（包括肌肉）和（或）非区域淋巴结转移
				M1a（0）	LDH正常
				M1a（1）	LDH升高

AJCC 第 8 版皮肤恶性黑色素瘤分期（续表）

原发肿瘤（T）分期		区域淋巴结（N）分期		远处转移（M）分期	
T1b	厚度 <0.8mm 且有溃疡 0.8 ~1.0mm	N1b	1 个临床显性淋巴结转移	M1b	转移至肺伴或不伴 M1a 转移
				M1b（0）	LDH 正常
				M1b（1）	LDH 升高
		N1C	无区域淋巴结转移但是出现以下转移：移行转移，卫星转移和（或）微卫星转移	M1c	非中枢神经系统的其他内脏转移伴或不伴 M1a 或 M1b 转移
				M1c（0）	LDH 正常
				M1c（1）	LDH 升高
				M1d	转移至中枢神经系统伴或不伴 M1a 或 M1b 或 M1c 转移
				M1d（0）	LDH 正常
				M1d（1）	LDH 升高

AJCC 第 8 版皮肤恶性黑色素瘤分期（续表）

原发肿瘤（T）分期		区域淋巴结（N）分期		远处转移（M）分期
T2	厚度 >1.0 ~ 2.0mm	N2	2~3 个淋巴结或 1 个淋巴伴有移行转移，卫星转移和（或）微卫星转移	
T2a	无溃疡	N2a	2~3 个临床隐匿淋巴结转移（镜下转移，例如经前哨淋巴结活检诊断）	
T2b	有溃疡	N2b	2~3 个淋巴结转移中至少 1 个临床显性淋巴结转移	
		N2C	至少 1 个临床显性淋巴结转移伴有移行转移，卫星转移和（或）微卫星转移	
T3	厚度 >2.0 ~ 4.0mm	N3	4 个及以上淋巴结；或 2 个以上淋巴结伴有移行转移，卫星转移和（或）微卫星转移；边界不清的淋巴结无论是否伴有移行转移，卫星转移和（或）微卫星转移	

AJCC 第 8 版皮肤恶性黑色素瘤分期（续表）

原发肿瘤（T）分期		区域淋巴结（N）分期		远处转移（M）分期	
T3a	无溃疡	N3a	4 个及以上临床隐匿淋巴结转移（镜下转移，例如经前哨淋巴结活检诊断）		
T3b	有溃疡	N3b	4 个及以上淋巴结转移中至少 1 个临床显性淋巴结转移或可见边界不清的淋巴结		
		N3C	2 个及以上临床隐匿淋巴结转移或临床显性淋巴结转移伴/不伴边界不清的淋巴结且伴有移行转移，卫星转移和（或）微卫星转移		
T4	厚度 >4.0mm				
T4a	无溃疡				
T4b	有溃疡				

AJCC 第 8 版临床分期 （cTNM）

	N0	N1	N2	N3
Tis	0	Ⅲ	Ⅲ	Ⅲ
T1a	ⅠA	Ⅲ	Ⅲ	Ⅲ
T1b	ⅠB	Ⅲ	Ⅲ	Ⅲ
T2a	ⅠB	Ⅲ	Ⅲ	Ⅲ
T2b	ⅡA	Ⅲ	Ⅲ	Ⅲ
T3a	ⅡA	Ⅲ	Ⅲ	Ⅲ
T3b	ⅡB	Ⅲ	Ⅲ	Ⅲ
T4a	ⅡB	Ⅲ	Ⅲ	Ⅲ
T4b	ⅡC	Ⅲ	Ⅲ	Ⅲ
M1a	Ⅳ	Ⅳ	Ⅳ	Ⅳ
M1b	Ⅳ	Ⅳ	Ⅳ	Ⅳ
M1c	Ⅳ	Ⅳ	Ⅳ	Ⅳ

AJCC 第 8 版病理分期

	N0	N1a	N1b	N1c	N2a	N2b	N2c	N3a	N3b	N3c
Tis	0	–	–		–	–		–		
T0	–	–	ⅢB	ⅢB	–	ⅢC	ⅢC	–	ⅢC	ⅢC
T1a	ⅠA	ⅢA	ⅢB	ⅢB	ⅢA	ⅢB	ⅢC	ⅢC	ⅢC	ⅢC
T1b	ⅠA	ⅢA	ⅢB	ⅢB	ⅢA	ⅢB	ⅢC	ⅢC	ⅢC	ⅢC
T2a	ⅠB	ⅢA	ⅢB	ⅢB	ⅢA	ⅢB	ⅢC	ⅢC	ⅢC	ⅢC
T2b	ⅡA	ⅢB	ⅢB	ⅢB	ⅢB	ⅢB	ⅢC	ⅢC	ⅢC	ⅢC
T3a	ⅡA	ⅢB	ⅢB	ⅢB	ⅢB	ⅢB	ⅢC	ⅢC	ⅢC	ⅢC
T3b	ⅡB	ⅢC	ⅢC	ⅢC	ⅢC	ⅢC	ⅢC	ⅢC	ⅢC	ⅢC
T4a	ⅡB	ⅢC	ⅢC	ⅢC	ⅢC	ⅢC	ⅢC	ⅢC	ⅢC	ⅢC
T4b	ⅡC	ⅢC	ⅢC	ⅢC	ⅢC	ⅢC	ⅢC	ⅢD	ⅢD	ⅢD
M1a	Ⅳ	Ⅳ	Ⅳ	Ⅳ	Ⅳ	Ⅳ	Ⅳ	Ⅳ	Ⅳ	Ⅳ
M1b	Ⅳ	Ⅳ	Ⅳ	Ⅳ	Ⅳ	Ⅳ	Ⅳ	Ⅳ	Ⅳ	Ⅳ
M1c	Ⅳ	Ⅳ	Ⅳ	Ⅳ	Ⅳ	Ⅳ	Ⅳ	Ⅳ	Ⅳ	Ⅳ

4 头颈部黏膜黑色素瘤分期

T 分期	分期标准	N 分期	分期标准	M 分期	分期标准
T3	肿瘤局限于黏膜和其下软组织，不论厚度或范围。例如鼻息肉，口腔、咽、喉的色素沉着或非色素沉着病变	Nx	不能评估区域淋巴结受累情况		
T4	中度进展或高度进展	N0	无区域淋巴结转移	M0	没有远处转移
T4a	中度进展：肿瘤侵犯深部软组织、软骨、骨或表面皮肤	N1	有区域淋巴结转移	M1	有远处转移
T4b	高度进展：肿瘤侵犯脑、硬膜、颅底、低位脑神经（Ⅸ、Ⅹ、Ⅺ、Ⅻ）、咀嚼肌间隙、颈动脉、椎前间隙或纵隔				

5 AJCC 第 8 版虹膜黑色素瘤分期

T 分期	分期标准	N 分期	分期标准	M 分期	分期标准
				M0	临床分期无远处转移
T1	肿瘤局限于虹膜	N1	区域淋巴结转移或存在眼眶肿瘤	M1	有远处转移
T1a	肿瘤局限于虹膜，小于视野 1/4	N1a	一个或一个以上区域淋巴结转移	M1a	最大转移灶的最大径 ≤3.0cm
T1b	肿瘤局限于虹膜，大于视野 1/4	N1b	无区域淋巴结转移，但有与眼球不连续的独立肿瘤侵犯眼眶	M1b	最大转移灶的最大径 3.1~8.0cm
T1c	肿瘤局限于虹膜伴继发青光眼			M1c	最大转移灶的最大径 ≥8.1cm
T2	肿瘤侵及或侵犯睫状体、脉络膜或此两者				
T2a	肿瘤侵及或侵犯睫状体，不合并继发青光眼				

AJCC 第 8 版虹膜黑色素瘤分期（续表）

T 分期	分期标准	N 分期	分期标准	M 分期	分期标准
T2b	肿瘤侵及或侵犯睫状体和脉络膜，不合并继发青光眼				
T2c	肿瘤侵及或侵犯睫状体、脉络膜或两者，伴继发青光眼				
T3	肿瘤侵及或侵犯睫状体、脉络膜或两者，伴巩膜内生长				
T4	肿瘤伴巩膜外生长				
T4a	肿瘤巩膜外生长最大径 ≤5mm				
T4b	肿瘤巩膜外生长最大径 >5mm				

注：虹膜黑色素瘤常起源于且主要位于虹膜，如果虹膜部分的肿瘤负荷小于全部肿瘤的 1/2，则应考虑肿瘤起源于睫状体的可能性，并对应睫状体黑色素瘤的分期标准

6 AJCC 第 8 版脉络膜、睫状体黑色素瘤分期

T 分期	分期标准	N 分期	分期标准	M 分期	分期标准
				M0	临床分期无远处转移
T1	肿瘤大小 1 级	N1	区域淋巴结转移或存在眼眶肿瘤	M1	有远处转移
T1a	肿瘤大小 1 级，不伴睫状体累及，无球外生长	N1a	一个或一个以上区域淋巴结转移	M1a	最大转移灶的最大径 ≤3.0cm
T1b	肿瘤大小 1 级，伴睫状体累及	N1b	无区域淋巴结转移，但有与眼球不连续的独立肿瘤侵犯眼眶	M1b	最大转移灶的最大径 3.1~8.0cm
T1c	肿瘤大小 1 级，不伴睫状体累及，伴球外生长，且最大径 ≤5mm			M1c	最大转移灶的最大径 ≥8.1cm
T1d	肿瘤大小 1 级，伴睫状体累及，且球外生长最大径 ≤5mm				
T2	肿瘤大小 2 级				

AJCC 第 8 版脉络膜、睫状体黑色素瘤分期（续表）

T 分期	分期标准	N 分期	分期标准	M 分期	分期标准
T2a	肿瘤大小 2 级，不伴睫状体累及，无球外生长				
T2b	肿瘤大小 2 级，伴睫状体累及				
T2c	肿瘤大小 2 级，不伴睫状体累及，伴球外生长，且最大径 ≤5mm				
T2d	肿瘤大小 2 级，伴睫状体累及，且球外生长最大径 ≤5mm				
T3	肿瘤大小 3 级				
T3a	肿瘤大小 3 级，不伴睫状体累及，无球外生长				
T3b	肿瘤大小 3 级，伴睫状体累及				
T3c	肿瘤大小 3 级，不伴睫状体累及，伴球外生长，且最大径 ≤5mm				

AJCC 第 8 版脉络膜、睫状体黑色素瘤分期（续表）

T 分期	分期标准	N 分期	分期标准	M 分期	分期标准
T3d	肿瘤大小 3 级，伴睫状体累及，且球外生长最大径≤5mm				
T4	肿瘤大小 4 级				
T4a	肿瘤大小 4 级，不伴睫状体累及，无球外生长				
T4b	肿瘤大小 4 级，伴睫状体累及				
T4c	肿瘤大小 4 级，不伴睫状体累及，伴球外生长，且最大径≤5mm				
T4d	肿瘤大小 4 级，伴睫状体累及，且球外生长最大径≤5mm				
T4e	任何肿瘤大小，伴有球外生长，最大径 >5mm				

注：

1. 原发睫状体和脉络膜黑色素瘤的肿瘤大小分级请参照下图

Thickness(mm)

Thickness(mm) \ Largest basal diameter(mm)	≤3.0	3.1–6.0	6.1–9.0	9.1–12.0	12.1–15.0	15.1–18.0	>18.0
>15.0					4	4	4
12.1–15.0				3	3	4	4
9.1–12.0		3	3	3	3	3	4
6.1–9.0	2	2	2	2	3	3	4
3.1–6.0	1	1	1	2	2	3	4
≤3.0	1	1	1	1	2	2	4

Largest basal diameter(mm)

2. 在临床工作中，肿瘤的最大基底半径可由视盘半径估测（disc diameters，DD；平均 1DD = 1.5mm），肿瘤厚度可由屈光度估测（平均 2.5diopters = 1mm）。使用超声和检眼镜测量结果更加准确。

3. 在病理组织固定后测量肿瘤半径和厚度时，可因组织收缩而低估肿瘤大小。

区域淋巴结（N 分期）

N 分期	分期标准
N1	区域淋巴结转移或存在眼眶肿瘤
N1a	一个或一个以上区域淋巴结转移
N1b	无区域淋巴结转移，但有与眼球不连续的独立肿瘤侵犯眼眶

远处转移（M 分期）

M 分期	分期标准
M0	临床分期无远处转移
M1	有远处转移
M1a	最大转移灶的最大径≤3.0cm
M1b	最大转移灶的最大径3.1~8.0cm
M1c	最大转移灶的最大径≥8.1cm

AJCC 第 8 版病理分期

T	N0	N1
T1a	I	IV
T1b ~ d	II A	IV
T2a	II A	IV
T2b	II B	IV
T3a	II B	IV
T2c ~ d	III A	IV
T3b ~ c	III A	IV
T4a	III A	IV
T3d	III B	IV
T4b ~ c	III B	IV
T4d ~ e	III C	IV
M1a ~ c	IV	IV

组织学分级（G 分级）

G	定义
GX	不能明确分级
G1	梭状黑色素瘤细胞（>90％梭状细胞）
G2	混合黑色素瘤细胞（>10％上皮样细胞，<90％梭状细胞）
G3	上皮样黑色素瘤细胞（>90％上皮样细胞）

注：目前缺乏明确的上皮样细胞比例作为标准，用以区分混合和上皮样黑色素，有些眼病理学家目前将 G2 和 G3 分类合并（非梭状细胞，如见上皮样细胞），而区别于 G1（梭状细胞，如未见上皮样细胞）。

变化	具体	证据等级
对原发肿瘤的定义（T）	T2a~b：虹膜黑色素瘤不伴继发青光眼被划入 T2a 和 T2b，以区别合并青光眼的情况	Ⅲ
对原发肿瘤的定义（T）	虹膜黑色素瘤的新 T2a 分期：肿瘤侵及或侵犯睫状体但未侵及脉络膜，不伴继发青光眼	Ⅲ

变化	具体	证据等级
对原发肿瘤的定义（T）	虹膜黑色素瘤的新 T2b 分期：肿瘤侵及或侵犯睫状体和脉络膜，不伴继发青光眼	III
对原发肿瘤的定义（T）	新的 T2c 分期：肿瘤侵及或侵犯睫状体、脉络膜或两者，伴继发青光眼	III
对原发肿瘤的定义（T）	删除了虹膜黑色素瘤的 T3a 分期：因 T3 分期的虹膜黑色素瘤数量很少，故将 T3a 分期（伴继发青光眼）删除	III
对区域淋巴结的定义（N）	脉络膜和睫状体黑色素瘤添加新的 N1b 分期 不包括区域淋巴结，但包括不与原发肿瘤相连的眼眶肿瘤 第 7 版 AJCC 指南没有明确区分与眼球相连的巩膜外生长，和不与原发肿瘤相连的眼眶肿瘤	IV

7 AJCC 第 8 版结膜黑色素瘤分期

cT 分期	分期标准	pT 分期	分期标准	N 分期	分期标准	M 分期	分期标准
Tx	无法评估	Tx	无法评估	Nx	无法评估		
T0	无肿瘤证据	T0	无肿瘤证据	N0	无区域淋巴结转移	M0	无远处转移
		Tis	肿瘤局限于结膜上皮				
T1	球结膜肿瘤	T1	球结膜肿瘤	N1	区域淋巴结转移	M1	远处转移
T1a	<1/4	T1a	球结膜肿瘤侵犯结膜固有层,厚度不超过 2.0mm				
T1b	≥1/4, <1/2	T1b	球结膜肿瘤侵犯结膜固有层,厚度超过 2.0mm				
T1c	≥1/2, <3/4						
T1d	≥3/4						

AJCC 第 8 版结膜黑色素瘤分期（续表）

cT 分期	分期标准	pT 分期	分期标准	N 分期	分期标准	M 分期	分期标准
T2	非球结膜肿瘤（穹隆结膜、睑结膜、睑板），累及泪阜	T2	非球结膜肿瘤（穹隆结膜、睑结膜、睑板），累及泪阜				
T2a	不累及泪阜，非球结膜累及≤1/4	T2a	非球结膜肿瘤，侵犯固有层，但厚度不超过2.0mm				
T2b	不累及泪阜，非球结膜累及>1/4	T2b	非球结膜肿瘤，侵犯固有层，但厚度超过2.0mm				
T2c	累及泪阜，非球结膜累及≤1/4						
T2d	累及泪阜，非球结膜累及>1/4						

AJCC 第 8 版结膜黑色素瘤分期（续表）

cT 分期	分期标准	pT 分期	分期标准	N 分期	分期标准	M 分期	分期标准
T3	伴随局部侵犯，不论肿瘤大小	T3	伴随局部侵犯，不论肿瘤大小				
T3a	侵犯眼球	T3a	侵犯眼球				
T3b	侵犯眼睑	T3b	侵犯眼睑				
T3c	侵犯眼眶	T3c	侵犯眼眶				
T3d	鼻泪管和（或）泪囊和（或）鼻旁窦	T3d	鼻泪管和（或）泪囊和（或）鼻旁窦				
T4	肿瘤侵犯中枢神经系统，不论肿瘤大小	T4	肿瘤侵犯鼻旁窦和（或）中枢神经系统，不论肿瘤大小				

8 原发性恶性黑色素瘤外科扩大切除原则

肿瘤厚度	推荐临床手术切缘[2]
原位癌[1]	0.5 ~ 1.0cm
≤1.0mm	1.0cm（1 类证据）
1.01 ~ 2mm	1 ~ 2cm（1 类证据）
2.01 ~ 4mm	2.0cm（1 类证据）
>4mm	2.0cm（1 类证据）

注：切缘可以根据患者个体的解剖学或功能性需要进行调整

(52检)